安全与应急科普丛书

"过劳"职工职业健康管理

张鸿莹　编著

中国劳动社会保障出版社

图书在版编目(CIP)数据

"过劳"职工职业健康管理/张鸿莹编著. -- 北京：中国劳动社会保障出版社，2022

(安全与应急科普丛书)

ISBN 978-7-5167-5270-8

Ⅰ.①过… Ⅱ.①张… Ⅲ.①职业病-防治 Ⅳ.①R135

中国版本图书馆 CIP 数据核字(2022)第 027281 号

中国劳动社会保障出版社出版发行

(北京市惠新东街 1 号　邮政编码：100029)

*

北京市科星印刷有限责任公司印刷装订　　新华书店经销

880 毫米×1230 毫米　32 开本　4.625 印张　95 千字

2022 年 3 月第 1 版　　2022 年 3 月第 1 次印刷

定价：**15.00** 元

读者服务部电话：(010) 64929211/84209101/64921644

营销中心电话：(010) 64962347

出版社网址：http://www.class.com.cn

内 容 简 介

随着我国经济和社会的不断发展，以及现代化程度的日益提高，各行各业职工的工作和生活节奏逐渐加快，工作及生活方式的变化使得职工越来越明显地感受到来自工作、家庭、社会等多方面的压力，"过劳"现象也随之变得日益普遍。"过劳"不仅危害职工身心健康，也对用人单位的发展产生不良影响。

本书紧扣安全生产、劳动安全、职业病防治等法律法规，聚焦"过劳"职工这一群体，详细介绍了职工在劳动过程中应该了解的"过劳"职业健康知识。本书内容主要包括"过劳"现象及其危害、职业健康基础知识、职业病预防与控制、职业健康管理、常见"过劳"群体的职业心理健康、"过劳"相关病症的治疗与预防、"过劳"伤害的应急处置等。

本书可作为政府相关行业管理部门和用人单位开展职业健康管理知识科普工作的参考读物，也可作为广大职工群众增强职业健康意识、提高职业健康素质的普及性学习读物。

目　录

第1章　"过劳"现象及其危害

1. 疲劳与"过劳"的相关概念 / 002

2. 职工"过劳"症状和表现 / 006

3. 常见"过劳"职业群体 / 007

4. "过劳"对职工自身的危害 / 009

5. "过劳"对企业的危害 / 014

6. 我国"过劳"职工现状 / 015

7. "过劳"相关法律法规 / 016

第2章　职业健康基础知识

8. 职业健康的定义 / 020

9. 标准专用术语 / 020

10. 工作常用术语 / 026

11. 工作负荷及其评价 / 029

12. 动力作业和静力作业 / 032

13. 体力劳动强度 / 033

14. 劳动时的生理变化 / 036

15. 职业应激 / 037

16. 职业健康相关法律法规 / 045

17. 职工的职业健康权利与义务 / 048

第3章 职业病预防与控制

18. 职业病及其特点 / 052
19. 法定职业病及其分类 / 054
20. 职业病作用条件 / 057
21. 职业病危害因素分类 / 059
22. 工作有关疾病 / 060
23. 职业心理紧张相关疾患 / 061
24. 职业病的防治原则 / 062
25. 职业病的诊断原则 / 064
26. 职业病危害现状评价 / 065

第4章 职业健康管理

27. 职业健康管理的概念 / 068
28. 职业健康管理的内容 / 068
29. 职业健康安全管理体系 / 069
30. 职业健康管理机构和人员配备 / 072
31. 职业健康管理制度和操作规程 / 073
32. 职业健康风险控制对策 / 074
33. 职业健康监护管理 / 077
34. 职业健康检查 / 078
35. 职业健康教育培训 / 080

第5章 常见"过劳"群体的职业心理健康

36. 职业心理健康的概念 / 086

37. 职业心理健康问题分类 / 087

38. 职业心理健康问题产生的原因 / 090

39. 公务员心理健康防护 / 091

40. 医护人员心理健康防护 / 093

41. 消防和应急救援人员心理健康防护 / 096

42. 科技工作者心理健康防护 / 098

43. 女职工心理健康防护 / 100

44. 农民工心理健康防护 / 102

第6章 "过劳"相关病症的治疗与预防

45. 常见的与"过劳"相关的病症 / 106

46. 腕管综合征的治疗和预防 / 106

47. 下背痛综合征的治疗和预防 / 108

48. 腱炎和腱鞘炎的治疗和预防 / 109

49. 下肢静脉曲张的治疗和预防 / 111

50. 颈椎病的治疗和预防 / 112

51. 腰椎间盘突出的治疗和预防 / 113

52. 高血压的治疗和预防 / 115

53. 抑郁症的治疗和预防 / 116

第7章 "过劳"伤害的应急处置

54. "过劳"伤害的应急处置原则 / 120

55. 现场急救的基本步骤 / 121

56. 紧急呼救的基本步骤 / 122

57. 伤员伤情的评估判断 / 124

58. 心肺复苏的基本步骤 / 126

59. 心肺复苏的注意事项 / 129

60. 心肺复苏的有效表现 / 130

61. 心肺复苏的终止情况 / 131

62. 心肺复苏中除颤的基本步骤 / 132

63. 自动体外除颤仪的使用步骤 / 133

64. 口对口人工呼吸的基本步骤 / 134

参考文献 / 136

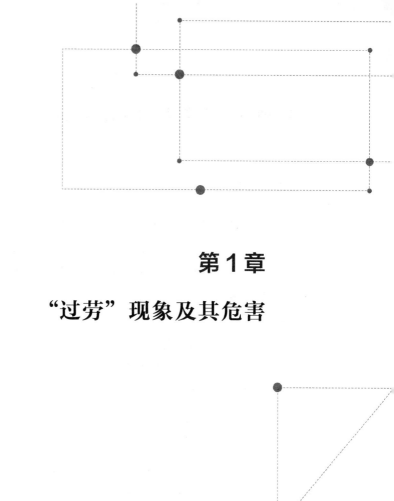

第1章

"过劳"现象及其危害

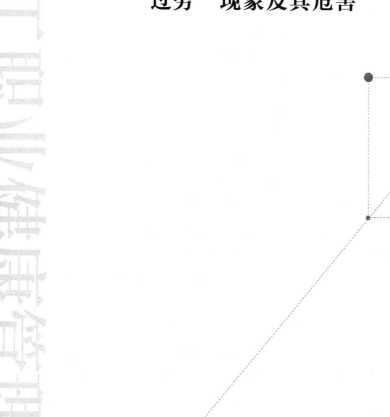

1. 疲劳与"过劳"的相关概念

(1) 疲劳

疲劳一般是指因为体力或脑力消耗过多而感到身心难以支撑、需要休息的状态，是一个很难定义与描述的状态，尤其是在疲劳的主观感觉方面，目前尚未形成统一的评价指标。疲劳的测定和评价方法，一般有以下 3 种：

1) 测定法。直接测定身体负荷、作业负荷、生理和心理机能的变化以及体内物质代谢的变动等。

2) 记录法。对异常的生活状态与时间以及影响作业指标的病假、事故等事件进行记录。

3) 问卷调查法。通过一定的量表对职工疲劳的自觉症状进行调查。

疲劳具有可逆性，一般通过休息就可以消除，同时疲劳具有积累效应，如果休息不及时，疲劳就会蓄积，从而产生诸多不良的影响，导致"过劳"发生。

为了能让职工随时了解自己的疲劳状况并及时调整自己的工作和生活状态，日本厚生劳动省发布了简便易行的疲劳程度自我检测量表——职工的疲劳蓄积度自我诊断调查表，该表由三部分构成，具体如下：

第一部分详见表 1-1，旨在调查职工对疲劳的主观感觉，由 13 个项目构成，各项目的得分总和分为 4 级：0~4 分为一级，5~10 分为二级，11~20 分为三级，21 分及以上为四级。

表 1-1　　　　　对最近 1 个月自觉症状的评价

序号	项目	几乎没有	有时有	经常有
1	急躁、烦躁	0	1	3
2	感到不安	0	1	3
3	心神不定	0	1	3
4	感到忧郁	0	1	3
5	睡眠不好	0	1	3
6	身体状况不好	0	1	3
7	不能集中注意力	0	1	3
8	工作容易出差错	0	1	3
9	工作时有很强的睡意	0	1	3
10	没有干劲	0	1	3
11	筋疲力尽	0	1	3
12	早晨起床时感到出奇地累	0	1	3
13	比以前容易感觉疲倦	0	1	3

　　第二部分详见表 1-2，旨在调查职工对工作状况的感受，由 7 个项目构成，各项目得分总和也分为 4 级：0 分为 A 级，1~2 分为 B 级，3~5 分为 C 级，6 分及以上为 D 级。

表 1-2　　　　　对最近 1 个月工作状况的评价

序号	项目	0 分	1 分	3 分
1	1 个月内的加班	少或适当	多	非常多
2	不规则的工作（如突然的加班等）	少	多	非常多
3	出差的负担（如频度、时间等）	没有或小	大	非常大
4	深夜工作的负担	没有或小	大	非常大
5	休息时间或设施	满意	不满意	很不满意
6	工作带来的精神负担	小	大	非常大
7	工作带来的身体负担	小	大	非常大

第三部分详见表1-3，旨在根据自觉症状和工作状况测算工作负担度分值，并根据此分值进行综合判定：0~1分——工作负担度低，2~3分——工作负担度较高，4~5分——工作负担度高，6~7分——工作负担度非常高。一般认为，工作负担度分值为2~7分的，有疲劳蓄积的可能性，有必要对目前的工作状况进行改善。

表1-3 工作负担度分值

		工作状况			
		A级	B级	C级	D级
自觉症状	一级	0	0	2	4
	二级	0	1	3	5
	三级	0	2	4	6
	四级	1	3	5	7

上述自测表简便易行，对掌握职工的疲劳蓄积情况有一定效果，但由于我国和日本在经济发展水平和文化上存在差异，使用时需要注意以下几点：

1）适用职业范围。该表比较适用于制造业等第二产业和第三产业中的体力劳动型职业（如驾驶员、装卸工）等。

2）每个行业、职业有共性，但也具有特殊性，因此该表中具体项目内容可结合行业、职业特点进行必要调整或补充。

3）该表只是简单的自测用表，主要起自我判断作用，所以若要全面反映"过劳"状况，还需要结合其他量表或指标一起进行综合评判。

（2）过劳

2019年5月，世界卫生组织在瑞士日内瓦举行世界卫生大会，将"过劳"列入《国际疾病分类》，并将"过劳"描述为"未很好控制的、在工作场所长期承受的压力"，界定"过劳"有三大症状：感觉筋疲力尽，从心理上想远离工作或对工作产生否定感和质疑感，工作效率降低。

《国际疾病分类》的清单强调称："'过劳'特指职业环境中的现象，不应该被用来描述其他生活领域的经历。""过劳"不同于其他类型的适应障碍，尤其与压力、焦虑或恐惧相关的疾病以及情绪障碍不同。

若新版《国际疾病分类》在全球生效，将为医疗机构认定、治疗"过劳"症状，以及保险机构承保"过劳"提供依据。

在我国，"过劳"的概念界定主要有以下 3 种：

1)"过劳"是"过度劳动"，是一种行为状态。

2)"过劳"是"过度疲劳"，是一种心理或生理状态。

3)"过劳"是职工由于工作中超时、超强度的劳动行为，导致疲劳累积，经过少量休息无法恢复的状态。

综上，可将"过劳"定义为：职工在自己的岗位上，从事脑力或体力劳动，长时间在高强度、重压力、高度紧张的状态下工作，进而导致的一种身心极度疲惫，短时间休息得不到及时缓解和有效恢复的状态。"过劳"不仅危害职工的身心健康，甚至还会导致"过劳死"，而且对用人单位的绩效乃至整个社会经济的发展都会产生不利影响。

2. 职工"过劳"症状和表现

日本公共卫生研究机构的科研人员曾对日本"过劳死"高发现象做过详细研究，从预防角度，他们列举了 27 种"过劳"症状或因素，具体如下：

（1）经常感到疲倦，忘性大。

（2）酒量突然下降，即使饮酒也没有滋味。

（3）突然觉得有衰老感。

（4）肩部和颈部发木发僵。

（5）因为疲劳和苦闷失眠。

（6）有一点小事就会烦躁和生气。

（7）经常头痛和胸闷。

（8）出现高血压、糖尿病，心电图测试结果不正常。

（9）体重突然变化大，出现"将军肚"。

（10）几乎每天晚上都要聚餐饮酒。

（11）一天喝 5 杯以上咖啡。

（12）经常不吃早饭或吃饭时间不固定。

（13）喜欢吃油炸食品。

（14）一天吸烟 30 支以上。

（15）晚上 10 点未回家或者 12 点以后回家的情况占一半以上。

（16）上下班单程在 2 小时以上。

（17）最近几年运动也不流汗。

（18）自我感觉身体良好而不看病。

（19）一天工作 10 小时以上。

（20）周末也上班。

（21）经常出差，每周在家只住两三天。

（22）夜班多，工作时间不规律。

（23）最近有工作调动或工作变化。

（24）升职或者工作量增多。

（25）最近加班时间突然增加。

（26）人际关系突然变坏。

（27）最近工作失误或者与同事发生不和。

研究表明，在这 27 项症状或因素中占有 7 项以上，即有过度疲劳危险，占 10 项以上就可能随时发生"过劳死"。同时，在第（1）项到第（9）项中占 2 项以上或者在第（10）项到第（18）项中占 3 项以上者也要特别注意。

3. 常见"过劳"职业群体

（1）白领阶层和公务员群体

这两类职业群体在工作的大多数时间都需要坐在办公室内办公，而久坐无疑会损害他们的脊柱和血液循环系统，尤其会使腰椎和颈椎部分的压力明显增加，严重时可能导致腰椎间盘突出、颈椎病等。对于公务员群体中的警务人员来说，除了久坐办公室外，还要长期站岗，保持长时间的站立姿势，交警就是典型的例子。长久的站立对足跟、腿部、腰部都会造成一定的损伤。

(2) 医护人员

医护人员身担救死扶伤的重任，他们每日面对的都是身患疾病、等待救治的患者，对于他们来说，没有什么是比挽救患者的生命更重要的了。因此，他们始终处于高度紧张、高度清醒的状态，以挽回每一个即将或有可能离去的生命。长时间的精神紧张、身体疲惫，会对他们的身心健康造成损害。

(3) 消防和应急救援人员

消防和应急救援人员通常要保持日常的训练和办公作业，除此之外，最主要的工作就是在火灾等事故发生后消除事故现场灾害、救助受难人员。然而，事故灾害的爆发往往具有突然性，没有时间的限制，都是以出人意料的方式出现的。事故灾害既对受难人员的生理和心理方面造成很大的伤害，还会让消防和应急救援人员每时每刻都要处于警备状态中。加上救援工作的时间可能会持续很久，有时长达几天甚至几十天，这就造成消防和应急救援人员要长时间保持高度紧张的状态，不仅影响他们的身体健康，还严重考验着他们的心理承受能力。

(4) 科技工作者

科技工作者是指现代社会中主要负责科学技术的研究、开发、创新和传播等工作的人员，一般包括各类工程技术人员、科学研究人员、卫生技术人员、自然科学教学人员等，也包括教师。现代化社会发展飞快，少不了科技的重要作用。社会发展得越快，旧技术淘汰得就越快，对于科技工作者而言，这是一种动力，同时也是一种压力。旧技术的淘汰意味着需要有新技术代替,但科学技术的研究是存在瓶颈期的,这对科技工作者无疑是一种巨大的压力。科技的进步使得从事专业技术工作的人员不得不持续地学习新知识、掌握新技术,工作量大、难度高、时间长,对他们的身体和心理健康要求也都比较高。

(5) 女职工

广义的女职工是指在社会中从事某种工作作为主要经济来源的女性。随着社会的发展,女性参与的行业领域越来越多,如教师、护士、乘务员等,在职场中扮演的角色也越来越重要,这意味着女职工不仅要承担生活的压力,还要迎接职业中的挑战。如此,承担着多重身份的女职工也频频出现"过劳"现象。

(6) 农民工

农民工是在我国经济社会转型时期产生的一种特殊群体,是指户籍在农村,有承包土地,但更多从事非农产业,以工资为主要收入来源的人员。近些年又出现了新生代农民工这一概念,即指出生于 20 世纪 80 年代之后、年龄在 16 周岁以上,在异地主要从事非农产业的农村户籍人口。农民工通常薪资水平不高,且劳动强度较大,十分容易出现"过劳"现象。

4. "过劳"对职工自身的危害

"过劳"对职工造成危害的主要原因是劳动产生的疲劳状

态长时间持续存在。疲劳主要分为身体疲劳、脑力疲劳和疾病引起的疲劳。"过劳"会影响职工的身体健康并可能产生各类疾病，影响寿命，影响与健康相关的生活质量，严重时甚至导致"过劳死"和"过劳自杀"。除此之外，"过劳"还会对职工的心理健康造成严重影响。

（1）慢性疲劳综合征

慢性疲劳综合征作为一种专业医学术语，最初是由美国疾病控制与预防中心于 1987 年正式命名的一种疾病。通过其症状进行的解释：在无其他疾病因素、不明原因的情况下持续疲劳 6 个月或以上时间，并且至少具备包括短期记忆力减退或注意力不集中、咽喉肿痛、淋巴结痛、肌肉酸痛、无红肿的关节疼痛、不明原因的头痛、睡醒后精力无法恢复、体力或脑力劳动后连续 24 小时身体不适等症状中的四项，即可诊断为慢性疲劳综合征。

（2）亚健康

亚健康是世界卫生组织于 1977 年界定的一种身体各器官无毁灭性的病变，是人们处于健康与疾病之间的一种生理功能低下状态：往往身体没有疾病，却出现生理机能减退、代谢水平下降的表现。在生理上的具体表现为疲劳、困倦、乏力、头晕、失眠等，在心理上则表现为精神不振、情绪低落、反应迟钝、记忆力减退、烦躁焦虑等。亚健康更多是由繁重的心理压力导致的。

（3）过劳死

2020 年 1 月 20 日至 4 月 26 日，初步统计共有 340 位警察、公务员、志愿者等非临床一线工作人员在抗击新冠肺炎疫情的过程中因"过劳"而死亡；2020 年 12 月，某互联网公司一女职工凌晨 1 点下班后晕倒，经抢救无效后死亡。近些年，"过劳死"的新闻越来越多，主要人群已从体力劳动者逐渐转向脑力劳动者，且呈年轻化趋势。"过劳死"已经成为人们不得不重视的一大职业健康问题。

"过劳死"一词源自日本，最早出现于二十世纪七八十年代日本经济繁荣时期。日本学者上畑铁之丞认为"过劳死"是一个社会医学用语，并在其著作《医学的发展》中对"过劳死"进行了界定，认为"过劳死"是职工由于持续长时间的劳动，促发脑出血、动脉硬化、心力衰竭等急性病，并致使职工丧失劳动能力，心理压力骤增，进而导致职工因过度疲劳而猝然死亡。随着研究不断深入，日本逐步将"因心理压力带来的精神困苦等"以及社会上出现的"过劳自杀"现象也一并纳入了"过劳死"的范围内。

在国内，"过劳死"指因过度工作而死，从专业的角度定义系指劳动过程中由于过重的身心负荷、疲劳的不断累积，造成既有的高血压或动脉硬化等疾病恶化，从而破坏职工正常的工作和生活节奏，最终导致死亡。

"过劳死"最简单的解释就是超过劳动强度而致死，是指"在非生理的劳动过程中，劳动者的正常工作规律和生活规律遭到破坏，体内疲劳蓄积并向过劳状态转移，使血压升高、动脉硬化加剧，进而出现致命的状态"。

（4）过劳肥

"过劳肥"主要是指职工由于工作压力大、饮食不规律、睡眠不规律，在长时间的工作中非但没瘦，反而变胖的一种现象，被认为是一种疾病。"过劳肥"导致身体过于肥胖，容易引发 2 型糖尿病、高胆固醇、高血压、心血管疾病、关节炎、癌症等，严重时会导致"过劳死"。

（5）过劳自杀

"过劳自杀"同"过劳死"的概念一样，源于日本，主要是因为 20 世纪 90 年代日本经济陷入低迷，企业经营模式发生变化，导致企业职工工作压力增大。长时间工作和沉重的工作压力对当时日本职工的身心健康造成影响，进而产生精神疾病，最终可能导致自杀。

（6）工作倦怠

工作倦怠也称职业倦怠，是美国临床心理学家弗洛登伯格于 1974 年提出的一个术语，是指助人行业的人员由于工作时间过长、工作强度过大而身心疲惫，从而导致出现工作热情减弱、工作能力下降、人际关系冷漠、工作成就感低等许多不良负向症状。基于弗洛登伯格的研究，1981 年美国社会心理学家马斯拉奇等人提出了有关职业倦怠的 3 个维度：

1）情感耗竭：作为职业倦怠的最关键维度，情感耗竭描述了个体身心极度疲惫、丧失工作热情等明显的情绪表现。

2）去人格化：个体刻意同工作对象保持距离，对工作对象的情况漠不关心，一切问题都以冷淡的态度面对。

3）低个人成就感：个体将在工作中的失败都归因为自身能力差，以消极的评价衡量自己，对工作失去信心，没有成就感。

【知识拓展】

2010 年，"富士康员工跳楼事件"无疑成为当年的社会热门话题。尽管富士康在媒体面前一再强调跳楼只是个体事件，与富士康本身及其管理无关，但自杀事件的发生和企业自身管理有着不可分割的关系。据了解，富士康的工作制度是每 2 小时可以休息 10 分钟，平均工作时间达到每天 12 小时。职工进入富士康首先就要签一份"自愿加班协议书"，即保证每个职工都"自愿加班"。而职工的底薪一般很低，如果要拿高薪，必须靠不断加班来获得。这种"自愿加班"实质上并不是自愿的，因为协议上已经写明，如果选择加班，必须整个月都加班；如果选择不加班，那么整个月都没有机会加班。

2019 年 4 月，有消息称京东一职工在宿舍内自杀。京东官方证实了这一消息，并称该职工是因长期患有抑郁症而离开的。

2019 年 12 月 1 日，长安福特官方微博称，一名工程师在其派驻地租住的公寓楼轻生而不幸离世。该工程师因长期承受巨大的工作压力而患抑郁症，在微信朋友圈留下遗言后选择跳楼自杀。该工程师的妻子称其丈夫进入公司后，有一年多的时间，每周日夜倒班，每天工作时间超过 10 小时。

5. "过劳"对企业的危害

(1) 职工"过劳"会对企业造成经济损失

职工超时超量劳动，虽然可以使企业在一定时期内获得经济利益，并取得市场竞争优势，或者可以保证企业按时或超额完成工作任务，尤其是一些劳动密集型企业，普遍通过低薪高强度劳动来获取利润，但是"过劳"会严重损害职工的身体健康，使职工的体力和脑力无法得到恢复，工作效率严重下降，更甚者导致频繁出现缺勤行为。这样最终既不利于企业的生产效益，也对企业资源造成了浪费，损害了企业的经济利益。若职工出现"过劳死"，则会导致企业部分岗位缺少职工，严重影响企业的生产效率，给企业造成经济损失。

(2) 职工"过劳"对企业形象造成不良影响

"过劳"最直接的原因之一就是企业对于职工工作和休息时间的安排不合理。长期的过度劳动会给企业带来不好的舆论影响，进而损害企业形象，使得很多优秀的人才不愿意加入这类企业，对企业的各方面发展都会造成不良影响。

(3) 职工"过劳"不利于企业的长远发展

"过劳"不仅会给企业形象造成不良影响，造成直接和间接的经济损失，还有碍于企业的长远发展。现代化社会，企业的发展若依靠劳动力的过度使用，采取粗放式的原始经营管理模式，在短时期内对企业发展有一定的促进作用，但若不与时俱进地改变这样的单一模式，企业就很难会有长远有利的发展。

6. 我国"过劳"职工现状

随着我国经济和社会的不断发展以及现代化程度的日益提高，人们的生活节奏变得越来越快，尤其是在大城市工作的人，越来越明显地感受到来自工作、家庭、社会等多方面的压力，"过劳"现象也变得日益普遍。

为了不被企业淘汰或追求自我价值实现，职工过度劳动，长期处于疲劳状态，却得不到及时缓解，使得"过劳"程度逐渐严重，容易引起其他并发症而最终导致"过劳死"。

相关调查显示，我国约有 2/3 的职工存在"过劳"现象，约有 1/10 的职工为重度"过劳"。其中，男性中度、重度"过劳"所占比例明显高于女性；26~45 岁人员"过劳"程度明显高于其他年龄段人员，且轻度、重度比例明显高于其他人员；大学及以上学历者"过劳"程度明显高于其他人员，主要集中在轻度和重度"过劳"两个区域。

职工自身应该提高劳动保护意识，加强自我保健和养生，有意识地加强体育锻炼，及时调节自身的疲劳状况。此外，职工应该有一个中长期的职业生涯规划，合理地安排工作与生活，使工作、生活平衡发展，学会适度地放松与休息，同时应定期体检，出现问题要及时治疗。而对于自身的"过劳"问题，职工可用量表的形式经常测量，以清楚自己的身心疲劳程度。

7. "过劳"相关法律法规

《中华人民共和国宪法》（以下简称《宪法》）概括规定了劳动者休息休假权，但是涉及劳动者权益保护的《中华人民共和国劳动法》（以下简称《劳动法》）、《中华人民共和国劳动合同法》、《中华人民共和国工会法》以及《中华人民共和国职业病防治法》（以下简称《职业病防治法》）等现行法律均未对"过劳""过劳死"以及工作量、工作状态、工作强度、疲劳程度和过度劳动与死亡之间因果关系标准进行严格法律意义上的具体规定，相关的法律规制仍处于起步阶段。在司法实务中，当事人"过劳死"的认定均被驳回，而是采取其他途径做出裁判。

在我国，还没有明确的法律法规将"过劳"纳入工伤范围，只有《工伤保险条例》中第十五条第一款"在工作时间和工作岗位，突发疾病死亡或者在 48 小时之内经抢救无效死亡的"规定与"过劳"相关。而且，"过劳"对于职工造成的伤害往往原因复杂，有时不能明确认定是"过劳"所引起的。因此，职工"过劳"认定为工伤有一定的难度和复杂性。但并不是说"过劳"不能认定为工伤，对于"过劳"是否可以进行工伤认定有以下几种情形：

（1）符合《工伤保险条例》第十五条第一款规定的，即"在工作时间和工作岗位，突发疾病死亡或者在 48 小时之内经抢救无效死亡的"，可认定为工伤。

（2）职工在工作时间和工作岗位中突发身体不适，决定回家休息，在回家路上或回家后死亡，或当天送医后在 48 小时之内经抢救无效死亡的，尽管不符合 "在工作时间和工作岗位" 这一条件，但考虑到工效由单位延时到家里，法院一般会判定其可认定为工伤。

（3）职工在工作时间或工作岗位，突发休克、昏迷等猝死症状，或符合上述（2）的工效延时情况，经送医抢救后超过 48 小时被宣告死亡，在医院确定 48 小时内无法挽救生命，因外界因素延迟死亡宣告时间的情况下，考虑到 "过度治疗"，法院一般判定其可认定为工伤。

（4）职工在工作时间和工作岗位中突发身体不适，经休息后或经治疗后得到有效缓解，或者经过长期治疗（治疗时间远远超过 48 小时）出现死亡的，一般不认定为工伤。

（5）职工在非工作时间、非工作岗位，突发疾病死亡，或因身体不适送医治疗后死亡，其家属无法提供其死亡与工作相关的有效证明的，一般不认定为工伤。

（6）职工符合《工伤保险条例》第十五条第一款的规定，同时符合《工伤保险条例》第十六条的规定，即故意犯罪、醉酒或者吸毒、自残或者自杀的，不予认定为工伤。

第 2 章

职业健康基础知识

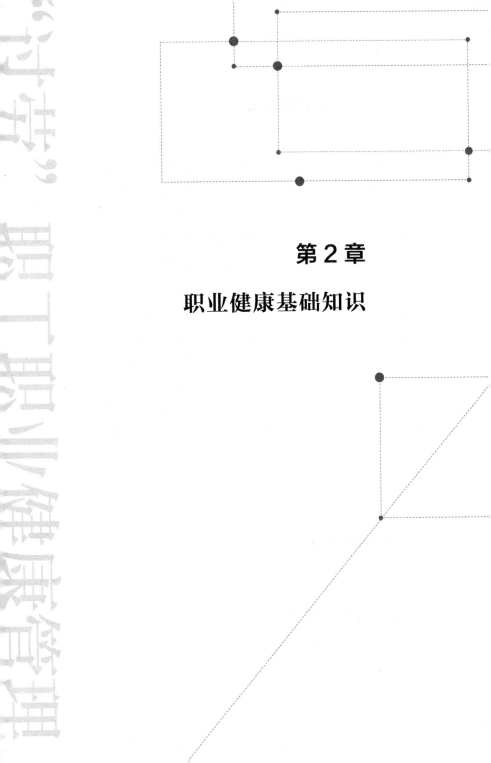

8. 职业健康的定义

职业健康是一个国际术语，在国际上通常被称为"职业安全健康"，在我国历来被称为"劳动卫生""职业卫生"等。

国家有关标准中将"职业卫生"定义为以职工的健康在职业活动中免受有害因素侵害为目的的工作领域及在法律、技术、设备、组织制度和教育等方面所采取的相应措施。

拓展开来，可以认为职业健康主要是研究劳动条件对职工健康的影响，目的是创造适合人体生理要求的作业条件，研究如何使工作适合于人，又使每个人适合于自己的工作，使职工在身体、精神、心理和社会福利等方面处于最佳状态。国际劳工组织和世界卫生组织指出：职业健康旨在维持所有职工在身体和精神幸福上的最高质量，防止工作环境损害职工健康；保护职工在就业期间免遭由不利于健康的因素所造成的伤害，使职工置身于一个能适应其生理和心理特征的工作环境之中。总之，要使每个人都能适应自己的工作。

9. 标准专用术语

（1）职业安全卫生

以保障职工在职业活动过程中的安全与健康为目的的工作领域及在法律、技术、设备、组织制度和教育等方面所采取的相应措施。

（2）职业安全

以防止职工在职业活动过程中发生各种伤亡事故为目的的工作领域及在法律、技术、设备、组织制度和教育等方面所采取的相应措施。

（3）安全生产

通过人、机、环境的和谐运作，使社会生产活动中危及职工生命和健康的各种事故风险与有害因素始终处于有效控制的状态。

（4）事故

造成死亡、疾病、伤害、损伤或其他损失的意外情况。

（5）伤亡事故经济损失

职工在劳动生产过程中发生伤亡事故所引起的一切经济损失，包括直接经济损失和间接经济损失。

（6）直接经济损失

因事故造成人身伤亡及善后处理支出的费用和毁坏财产的价值。

（7）间接经济损失

因事故导致产值减少、资源破坏和受事故影响而造成其他损失的价值。

(8) 职业病危害因素

在职业活动中产生的可直接危害职工身体健康的因素，按其性质分为物理性危害因素、化学性危害因素和生物性危害因素。

(9) 职业病危害预评价

对可能产生职业病危害的建设项目，在可行性论证阶段，对建设项目可能产生的职业病危害因素、危害程度、对职工健康影响、防护措施等进行预测性卫生学分析与评价，确定建设项目在职业病防治方面的可行性，为职业病危害分类管理提供科学依据。

(10) 应急救援

在应急响应过程中，为消除、减少事故危害，防止事故扩大或恶化，最大限度地降低事故造成的损失或危害而采取的救援措施或行动。

(11) 防护措施

为避免职工在作业时身体的某部位误入危险区域或接触有害物质而采取的隔离、屏蔽、安全距离、个人防护、通风等措施或手段。

(12) 职业病防护设施

消除或者降低工作场所的职业病危害因素浓度或强度，减少职业病危害因素对职工健康的损害或影响，达到保护职工健康目的的装置。

(13) 劳动防护用品

为使职工在职业活动过程中免遭或减轻事故和职业病危害因素的伤害而提供的个人穿戴用品。

(14) 应急救援设施

在工作场所设置的报警装置、现场急救用品、洗眼器、喷淋装置等冲洗设备和强制通风设备,以及应急救援使用的通信、运输设备等。

(15) 职业病

企业、事业单位和个体经济组织等用人单位的职工在职业活动中,因接触粉尘、放射性物质和其他有毒、有害因素而引起的疾病。

(16) 法定职业病

国家根据社会制度、经济条件和诊断技术水平,以法规形式规定的职业病。

(17) 职业性中毒

职工在职业活动中组织器官受到工作场所毒物的毒作用而引起的功能性和器质性疾病。

(18) 职业性急性中毒

短时间内吸收大剂量毒物所引起的职业性中毒。

（19）职业性慢性中毒

长期吸收较小剂量毒物所引起的职业性中毒。

（20）职业健康监护

以预防为目的，根据职工的职业接触史，通过定期或不定期的医学健康检查和健康相关资料的收集，连续性地监测职工的健康状况，分析职工健康变化与所接触的职业病危害因素的关系，并及时地将健康检查和资料分析结果报告给用人单位和职工本人，以便及时采取干预措施，保护职工健康。职业健康监护主要包括职业健康检查和职业健康监护档案管理等内容。

（21）职业健康检查

一次性地应用医学方法对个体进行的健康检查，检查的主要目的是发现有无职业病危害因素引起的健康损害或职业禁忌证。《职业健康监护技术规范》（GBZ 188—2014）规定，职业健康检查包括上岗前检查、在岗期间定期检查、离岗时检查和应急健康检查以及离岗后医学随访。

（22）职业禁忌证

不宜从事某种作业的疾病或解剖、生理等状态。因在该状态下接触某些职业病危害因素时会导致以下情况：原有疾病病情加重、诱发潜在的疾病、对某种职业病危害因素易感、影响子代健康等。

（23）职业病报告

为加强职业病信息报告管理工作，准确掌握职业病发病情况，为预防职业病提供依据，由国家政府主管部门制定的职业病报告。

（24）职业病诊断

根据职工职业病危害因素接触史及其临床表现和医学检查结果，参考作业场所职业病危害因素检测和流行病学资料，依据职业病诊断标准进行综合分析，得出健康损害和职业接触之间关系的临床推理判断过程。

（25）职业病诊断鉴定

对职业病诊断结果有争议时，由卫生健康行政部门组织对原诊断结论进行进一步审核诊断。

（26）工作场所设计

按生产任务和人机工程学的要求，对工作地点和作业区域做出规划和布置。

（27）工作条件

工作人员在工作中的设施条件、工作环境、劳动强度和工作时间的总和。

（28）工作环境

在工作空间中，人周围的物理的、化学的、生物学的、社会的和文化的因素。

10. 工作常用术语

(1) 职业病危害

对从事职业活动的职工可能产生的与工作有关的疾病、职业病和伤害，又称"职业性损害"。

(2) 有害物质

物理的、化学的、生物学的等能危害职工健康的所有物质的总称。

(3) 有毒物质

作用于生物体，能使机体发生暂时或永久性病变，导致疾病甚至死亡的物质。

(4) 毒性分级

区分外源性化学物质的毒性强弱和对人类的潜在危害程度的分级，通常用小鼠、家兔的口服、呼吸道吸入及皮肤涂敷的半致死量来区分毒物的等级。国际上以急性毒性半数致死量（LD_{50}）作为急性毒性分级指标的依据。我国将工业毒物的毒性分为 5 级，即剧毒、高毒、中毒、低毒、微毒。

（5）劳动条件

为保护职工在生产过程中的安全与健康所必须具备的物质技术条件，包括劳动环境条件、设备工艺条件和安全与卫生设施等。

（6）劳动场所

劳动场所指职工的生产岗位和作业环境。劳动场所的劳动条件应符合以下安全卫生要求：

1）厂房或建筑物（包括永久性和临时性的）均必须安全稳固，各种厂房或建筑物之间的距离和方位应符合防火防爆等有关安全卫生规定。

2）劳动场所应布局合理，保证安全作业的地面和空间按有关规定设置安全人行通道和车辆通道。

3）在室内的劳动场所应设安全门，在楼上作业或须登高作业的场所还应设安全梯。

4）劳动场所应根据不同季节和天气，分别设置防暑降温、防冻保暖、防雨雪、防雷击的设施。

5）劳动场所及出入口通道、楼梯、安全门、安全梯等处均应有足够的采光和照明设施，易燃易爆的劳动场所还必须符合防爆的要求。

6）在有职业病危害因素的劳动场所，应当根据危害因素的性质和程度，设置可靠的防护设施、监护报警装置、醒目的安全标志以及在紧急情况下进行应急救援和安全疏散的设施。

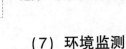

（7） 环境监测

对生产作业环境中各种职业病危害因素进行的有计划、有目的的监测。环境监测是从事环境监测的机构及其工作人员，按照有关法律法规规定的程序和方法，对环境中各项要素及其指标或变化进行经常性的监测或长期跟踪测定的科学活动，包括研究性监测、预防性监测、特种目的监测。

（8） 女职工劳动保护

女职工劳动保护是指根据女职工生理机能的特点，对她们在劳动过程中所采取的各项保护措施。

由于女职工生理机能的特点，职业病危害因素容易影响生殖系统功能，而且可以通过妊娠、哺乳影响胎儿、婴儿的健康和发育成长，关系未来人口的素质。因此，做好女职工劳动保护工作，具有十分重要的意义。女职工劳动保护具体方法是按照有关法律法规合理安排女职工劳动以及加强"五期"劳动保护。"五期"劳动保护是指女职工经期、孕前期及孕期、产前及产后期、哺乳期以及更年期的劳动保护。其中针对上述前四期的劳动保护，我国在《女职工劳动保护特别规定》（国务院令第 619 号）中已有具体规定。

（9） 职业健康"三岗"体检

岗前、岗中、离岗体检。

（10） 一人一档

按规定组织职工进行上岗前、在岗期间和离岗时的职业健康检查，并建立"一人一档"健康监护档案。

(11)　五类职业健康检查

一是上岗前检查，二是在岗期间定期检查，三是离岗时检查，四是应急健康检查，五是离岗后医学随访。

(12)　职业健康管理"四个100%"

一是接触职业病危害因素的职工劳动防护用品配备率100%，二是企业负责人、职业健康管理人员、接触职业病危害因素的职工培训率100%，三是粉尘危害定期检测率100%，四是接触职业病危害因素的职工职业健康检查率100%。

11.　工作负荷及其评价

(1)　工作负荷

工作负荷指的是单位时间内人体承受的工作量。工作负荷的大小直接关系职工的工作效率。工作负荷过高会降低作业的水平与质量，容易引起疲劳甚至损害；过低则会降低职工的警觉性，职工容易感到单调、无聊，也影响作业能力。因此，工作负荷应保持在一个适宜的水平。工作负荷体现了工作任务在数量和质量上的共同要求。研究表明，工作负荷与工作倦怠高度相关，尤其与情绪衰竭相关度最强。

工作负荷水平常用能量代谢率（RMR）和其他生理指标来表示。能量代谢率是工作消耗的能量与基础代谢的比率。

RMR 主要表示伴随肌肉活动的劳动强度。在不伴有体力活动的脑力劳动中，RMR 就比较低。一般认为，工作负荷既应包括工作消耗的能量，也应包括工作的难度和复杂性。也就是说，广义的工作负荷包括体力工作负荷和心理工作负荷两个方面。

1）体力工作负荷。体力工作负荷又称生理工作负荷，是指人体单位时间内承受的体力工作量的大小，主要表现为动态或静态肌肉用力的工作负荷。工作量越大，人体承受的体力工作负荷强度越大。

人体的工作能力是有一定限度的。对职工承受负荷的状况进行准确评定，既能保证工作量，又能防止职工在最佳工作负荷水平外超负荷工作，是人机系统设计的一项重要任务。

2）心理工作负荷。心理工作负荷是指单位时间内人体承受的心理活动工作量，主要表现为监控、决策、期待等不需要明显体力的工作负荷。

需要指出的是，当体力工作超负荷时，除了操作绩效不佳外，更严重的是容易引起人体损伤等事故；当心理负荷长期处于失衡状态时，则很容易患上各种职业病或诱发生理系统功能紊乱。

（2）工作负荷评价

工作负荷评价的目的就是将工作负荷维持在一个适宜的水平，而并不是要消除工作负荷。工作负荷评价包括体力工作负荷评价与脑力工作负荷评价。

1）体力工作负荷评价的主要指标如下：

①劳动能量代谢率：传统的工作负荷测定指标，已有一百

多年的使用历史，适合于评价全身性的动态体力劳动。

②心率：传统的工作负荷测定指标，适宜反映动态体力劳动的应激程度，可用于评价小肌群参与的工作负荷，甚至脑力工作负荷。

③肌电图：将电极置于肌肉内或皮肤表面可测得肌电电压，称为肌电活性。肌电活性与肌肉的力量或负荷存在一定的比例关系。在肌肉疲劳时，肌电谱会发生明显变化，振幅增大而频率降低，可直接反映局部肌肉的疲劳程度。

④中心体温（直肠温度）：反映机体环境受热和自身产热的总和。中心体温十分稳定，常用作高温作业时机体的应激指标。

⑤血乳酸含量：评价体力工作负荷的经典指标。

除上述 5 种指标以外，评价体力工作负荷的指标还有肌酸激酶、肌红蛋白、激素、白细胞等。

2）脑力工作负荷评价的主要指标如下：

①瞳孔直径：通过测量瞳孔直径反映职工注意力的高低，工作负荷越大，瞳孔的直径也越大。

②心率：评价脑力工作负荷的常用指标，心率的升高一般与脑力工作负荷增高有关。

③心率变异性：心率在正常情况下存在一定的变异，有时每分钟可达 10~15 次。随着工作负荷的增加，变异性会下降，甚至趋于消失。

④脑诱发电位：某散在的刺激事件可在脑中引起一个短暂的唤起反应，表现为来自大脑皮层的一系列电压波动。P300 为事件刺激之后大约 300 毫秒所发生的电压波动的正向组分，其幅度和潜伏期可用于反映脑力工作负荷，随着负荷的增加，

幅度降低，潜伏期延长。

12. 动力作业和静力作业

因为任何一种劳动都有脑力和体力参加，所以每一种劳动类型都很难有一个确切的概念，不能截然分开。例如，脑力劳动是指以脑力劳动为主的劳动，体力劳动是指以体力劳动为主的劳动，脑体混合劳动以医生、驾驶人员、专业技术人员等为常见。

（1）动力作业

动力作业又称动态作业，是指肌肉收缩时肌张力保持不变（等张收缩），运用关节的活动来进行的作业。

动力作业的特点是肌肉交替收缩与舒张，血液灌流充分，不易疲劳。

（2）静力作业

静力作业又称静态作业，是指主要依靠肌肉的等长性收缩来维持一定的体位，使躯体和四肢关节保持不动时所进行的作业，如搬运重物、紧握工具、把持加工部件，以及长时间卧姿射击等。

在劳动过程中，静态成分所占的比例与劳动姿势和操作的技巧、熟练程度有关。

静态作业时，即使用最大随意收缩的肌张力进行劳动，氧需也达不到氧上限，通常 1 分钟不超过 1 升；在作业停止后数分钟内，氧消耗不仅不像动态作业那样迅速下降，反而先升高后再逐渐下降到原水平。

静态作业的特征是能量消耗水平不高但却很容易疲劳。由于参与作业的肌群长时间处于收缩状态，压迫小血管，使血流发生障碍，造成局部肌群缺氧，代谢副产物乳酸堆积从而引起疼痛和疲劳。

13. 体力劳动强度

体力劳动强度分级是我国制定的劳动保护工作科学管理的一项基础标准，是确定体力劳动强度大小的根据。应用这一标准，可以明确职工体力劳动强度的重点工种或工序，以便有重点、有计划地减轻职工的体力劳动强度，提高劳动生产率。

（1）平均劳动时间率

平均劳动时间率是指一个工作日内净劳动时间（即除休息和工作中间持续一分钟以上的暂停时间外的全部活动时间）与工作日总时间的比，以百分率表示。通过抽样测定，取其平均值。

（2）能量代谢率

将某工种一个工作日内各种活动与休息加以归类，测定各类活动与休息的能量消耗值，并分别乘以从事各类活动与休息的总时间，合计求得全工作日总能量消耗，再除以工作日总时间，以千焦耳/（分·米^2）表示。

（3）劳动强度指数

劳动强度指数是区分体力劳动强度等级的指标。指数大，反映劳动强度大；指数小，反映劳动强度小。

劳动强度指数计算公式如下：

$$I = 3T + 7M$$

式中：

I——劳动强度指数；

T——劳动时间率＝工作日内净劳动时间（分）／工作日总工时（分）×100%，净劳动时间为一个工作日除去休息及工作中间暂停的全部时间；

M——8小时工作日平均能量代谢率，千焦耳／（分·米^2）；

3——劳动时间率的计算系数；

7——能量代谢率的计算系数。

（4）体力劳动强度分级

体力劳动强度共分为4级（见表2-1），分别如下：

Ⅰ级体力劳动：8小时工作日平均耗能值为3 558.8千焦耳/人，劳动时间率为61%，即净劳动时间为293分钟，相当于轻劳动。

Ⅱ级体力劳动：8小时工作日平均耗能值为5 560.1千焦耳/人，劳动时间率为67%，即净劳动时间为320分钟，相当于中等强度劳动。

Ⅲ级体力劳动：8小时工作日平均耗能值为7 310.2千焦耳/人，劳动时间率为73%，即净劳动时间为350分钟，相当于重强度劳动。

Ⅳ级体力劳动：8小时工作日平均耗能值为 11 304.4 千焦耳/人，劳动时间率为 77%，即净劳动时间为 370 分钟，相当于极重强度劳动。

体力劳动强度指数计算公式如下：

$$I_1 = T \cdot M \cdot S \cdot W \cdot 10$$

式中：

I_1——体力劳动强度指数；

T——劳动时间率，%；

M——8小时工作日平均能量代谢率，千焦耳/（分·米^2）；

S——体力劳动性别系数：男性为1，女性为1.3；

W——体力劳动方式系数：搬为1，扛为0.4，推/拉为0.05；

10——计算常数。

表 2-1 体力劳动强度级别

体力劳动强度级别	体力劳动强度指数	职业描述
Ⅰ（轻劳动）	≤15	坐姿：手工作业或腿的轻度活动（正常情况下，如打字、缝纫、脚踏开关等）；立姿：操作仪器，控制、查看设备，上臂用力为主的装配工作
Ⅱ（中等强度劳动）	15~20	手和臂持续动作（如锯木头等），臂和腿的工作（如卡车、拖拉机或建筑设备等运输操作），臂和躯干的工作（如锻造、风动工具操作、粉刷、间断搬运中等重物、除草、锄地、摘水果和蔬菜等）

续表

体力劳动强度级别	体力劳动强度指数	职业描述
Ⅲ（重强度劳动）	20~25	臂和躯干负荷工作（如搬重物、铲、锤锻、锯刨或凿硬木、割草、挖掘等）
Ⅳ（极重强度劳动）	>25	大强度的挖掘、搬运

14. 劳动时的生理变化

（1）体力劳动过程的生理变化

体力劳动时人体所需的氧量取决于劳动强度，强度越大，需氧量也越多。

1）氧需：劳动一分钟所需要的氧量。氧需主要取决于循环系统的功能，其次是器官的功能。

2）氧上限：血液在一分钟内能供应的最大氧量。成年人一般不超过3升，经过体育锻炼的人可达4升。

3）氧债：氧需与实际供氧之差。

4）作业时的能消耗量：全身各器官系统活动能量的总和。

最紧张的脑力劳动的能消耗量不会超过基础代谢的10%，而肌肉活动的能消耗量却可达到基础代谢的10~25倍。

（2）脑力劳动过程的生理变化

一般认为脑力劳动是指以脑力活动为主的作业，是与体力劳动为主的作业相比较而言的。脑力劳动也称信息性劳动，其明显特点在于通过感觉器官感受信息，经中枢神经系统加工处理信息，然后通过多种形式转化和输出信息，其生理变化具有以下特点：

1）脑的氧代谢较其他器官高，安静时约为等量肌肉需要量的 15~20 倍，占成人人体总耗氧量的 10%；睡眠时则减少。由于脑的质量不超过体重的 3%，醒觉时已处于高度活动状态，故即使是最紧张的脑力劳动，全身能消耗量的增高也不致超过基础代谢的 10%。

2）脑力劳动常使心率减慢，特别紧张时可使心率加快、血压上升、呼吸稍加快、脑部充血而四肢和腹腔血液减少；脑电图、心电图也有所变动，但不能用来衡量劳动的性质及其强度。

3）脑力劳动时，血糖一般变化不大或稍增高；对尿量没有影响，对其成分影响不大，仅在极度紧张的脑力劳动时，尿中磷酸盐的含量才有所增加；对汗液的量和质，以及体温均无明显影响。

15. 职业应激

(1) 定义

应激是指紧张所引起的短期生理、心理或行为表现。在健康效应中，应激分为积极应激和不良应激。

积极应激可以加深意识，增加心理警觉，还经常会导致高级认知与行为表现，易于机体快速适应内外环境因素的变化。

也就是说，积极应激是一种挑战，它引发了应激，并促进了个人的成长和职业的发展。反之，不良应激则可能成为复杂的健康危险因素，强度过大或持续增强的生理与心理的不良应激反应可能对机体产生危害。

工作需要心理支持和激励，适度的应激可以产生激励作用，使职工的精神准备和作业能力处于较好的激奋状态，以从工作中找到自信心，做出贡献并得到满足。但如果工作中存在过度或持续的生理与心理应激源，则可能对职工的心理、生理健康以及行为产生不良影响。因此，职业应激管理的目的，不是彻底消除应激源，而是将其控制在一定的水平范围内，使机体处于最佳的应激状态。

相关工具书对职业应激的解释：职业应激是指由工作或与工作直接有关的因素所造成的应激。例如，工作负担过重、变换工作岗位、时间压力、工作责任过大或改变、机器对人要求过高、工作时间不规律、倒班、工作速度由机器确定、通勤距离过长、工作的自然和社会环境不良等。研究表明，这些因素是职工日常生活中最主要的应激。

相关文献对职业应激的解释：职业应激是指在机体工作环境影响下产生的心理和生理反应的综合状态，它代表了机体对于环境压力的一种反应。职业应激的最终目的是使个体更好地适应环境。过度的职业应激会导致疲劳、焦虑、压抑和工作能力下降，甚至发展为精疲力竭症等。

职业应激产生的根源，不仅与各种职业的自身特点、职工个体的心理需求有关，而且与所在工作单位甚至更大范围的社会心理环境有关。

(2) 产生原因

不同的职业对其职工产生不同的刺激，这可以从职业要求的工作内容、工作时间及工作环境等方面加以分析，具体如下：

1) 工作责任。对体力、注意力、责任心及个人能力的高要求均可能给职工带来压力。特别是关系他人的生命或健康时，更容易使人发生应激反应。例如，机场导航员，在交通紧张、事故多发地段的交通民警，在危险地段行车或载运危险物品的司机，生产一线的管理人员，火车调度员和急重症监护中心的医师或护士等，均会感受到这样的压力。这类人员消化道溃疡、心肌梗死和高血压的发病率均高于一般人群。

2) 职责冲突。职责冲突是指个体难以使两个或两个以上的期望同时得到满足。例如，产品质量监督员必须设法使管理人员和职工都满意，而又不能使产品的质量受到影响。职责不清时个体缺乏做出决定或采取行动的信息或指南，没有明确的目标或缺乏评价自己行为的能力是产生应激的主要原因。另一类与职责有关的应激则是由于个体经验与管理人员的期望、可利用资源之间存在差距，如时间、人员、资金不足，而个体又无法增加资源或改变目标。

3) 工作控制的范围。职工在工作中对完成任务所采取的方法、技巧、工作时间和速度缺乏主动选择权或控制权时，可能导致应激反应。例如，在现代工业流水线上作业的装配工，不仅永远重复着某一极简单的工序，而且必须满足前后工序的速度要求，因而在心理上遭受着双重的压力。

4) 工作时间。许多公共服务部门如医院、车站、电力部门及按轮班制工作的工业生产部门的人员，不可避免地要在夜间工作。同时，夜班工作人员与家庭、社会的交往时间相应减少，这些均被认为是职业应激的重要来源。因此，轮班作业在全世界范围内已经被认为是一种紧张因素。

近年来的许多调查报告表明，轮班作业带来的主要生理影响是睡眠问题，可导致睡眠不足和睡眠节律紊乱。研究发现，轮班作业的人员注意力不集中，反应时间延长，工作中出现差错的概率有所增加。此外，有关学者曾在欧洲不同国家开展了两次横断面调查，结果显示，轮班作业人员血液中甘油三酯的浓度普遍升高。有关病例对照研究也表明，轮班作业与心肌梗死的发病之间存在一定关联。

5）工作环境。工作场所的物理环境可能存在着许多潜在的紧张因素。研究表明，工作环境中不良的物理或化学因素如噪声、有毒气体、高热、照明不足或光线太强等，一方面直接影响人员的身体健康，另一方面可以扰乱心理活动而成为重要的应激来源。创造舒适愉快的生产环境，设计合乎工效学要求的工具和作业方式，消除环境中人身危险因素等，对改善和提高人员的情绪、信心和生产能力都具有举足轻重的影响。

6）事业发展。在工作中，许多具有转折性意义的事件都可以看作是紧张因素，如工作调动、升迁或降职、就业或被解雇等。对失业人员所做的调查显示，这部分人中精神疾患、酗酒、药物依赖等的发生率均高于正常对照人群组，而且其消化道溃疡和高血压的发病率也有所增加。升迁或降职也是应激反应的重要发生源。当一个人被赋予新的责任，尤其是要求其具有过去未经培训的技能，或他（她）对新的职位感到力不从心时，就会导致个体产生焦虑或行为异常。对美国海军所做的调查则表明，事业受挫或降职会导致精神疾患的入院率升高。

(3) 作用模式

自 20 世纪 70 年代以来，国内外学者已经提出了多种职业应激的作用模式，其中主要的有以下几种：

1) 人-环境拟合模式。根据这一模式，当人的能力不能满足工作需求时（需求-能力角度），或环境所提供的条件不能满足人的动机时（动机-满足角度），应激反应就产生了。工作需求包括工作负荷和作业复杂程度，动机包括收入、参与和自我实现等因素。

这一模式把主观的环境和人与客观的环境和人区分开来。主观是指人的认知。该模式假设当主观的人和主观的环境之间不相适应时，就会产生应激反应。它对于应激因素的阐释是主观的，使应激成为个体知觉的一个基本功能，强调工作设计的灵活性，把人员认作具有各种能力、动机和知觉的个体。

该模式对主观认知的强调是与早期的认知模式一脉相承的，只是它同时又考虑了动机的作用。此模式除了承认工作场所中客观因素对人知觉的作用外，不承认这些客观因素的其他作用。此外，它认为无论是从需求-能力角度还是从动机-满足角度来看，只要需求和能力之间或者动机和满足之间不协调，就可能使个体产生应激反应，但是它没有明确这两个角度之间的关系。因此，这一模型在识别和预告工作中那些能导致应激反应的客观因素时具有明显的局限性。

2) 工作需求-自我控制模式。工作需求-自我控制模式认为应激反应来源于工作本身，而不是个体的主观知觉。它认为当工作需求与人员在工作场所的决定能力（或控制能力）失衡时，就会导致应激反应。失去控制的工作场所对于个体来说，可以看作环境对其施加的一种压力。

人员在工作场所的决定能力实际包含两部分，一部分是个体对做出决定的控制权力，另一部分是个体对知识、技术的运用及对作业方式的选择能力，二者在工作中密切相关。

利用工作需求–自我控制模式进行的调查显示，工作需求、决定能力和应激反应之间存在着显著的联系，决定能力既是需求的调节因素，又是一个独立的引起应激反应的危险因素。目前认为，决定能力的大小是职业应激发生的一个决定性因素。这个模式为应激产生的过程提供了一个动态的解释。它的不足之处在于忽视了社会行为因素在工作中所起的重要作用，所以，在应用这个模式时，最好同时从另外的角度考虑社会行为因素的作用。

3）职业应激与健康模式。20 世纪 90 年代后期，美国国家职业安全与健康研究所在前人研究的基础上，提出职业应激与健康模式。该模式将职业应激视为作业条件或综合的作业环境中的应激源与个体特征交互作用，并考虑在相关制约因素影响下，所导致的急性心理或生理学自稳状态的失衡。如果长此以往，这些急性心理或生理学自稳状态的失衡可导致一系列与应激有关的心身疾病。

（4）产生的影响

职业应激对人员的心理健康、生理健康以及行为均会产生一定影响。

1）职业应激对人员心理健康的影响。职业应激对人员心理健康的影响表现为认知反应，如对工作不满意，感到厌烦，没有意义等；情绪反应，如焦虑、愤怒、抑郁、兴奋、激动等。认知反应实际上是对刺激，即已经发生或将会发生的事件的评估，而情绪反应则是根据评估作出的心理反应，因此二者是相互关联的。多年来，大量的研究已经证实可察觉的工作应激与精神障碍之间的联系，并且有相当一部分人员罹患精神疾病。这些精神疾病包括焦虑、抑郁和对工作的满意度下降等心理和行为的异常表现。

2）职业应激对人员生理健康的影响。有关学者在这方面做了大量工作，建立了有关生理应激的理论，认为工作有关的应激因素可以引起各种短期和长期的生理反应。在心血管疾病发生过程中，职业应激被认为是一个重要的危险因素。许多研究都表明，职业应激与高血压和缺血性心脏病之间存在一定联系。同时，职业应激通过影响自主神经系统的活动，使人易患消化系统疾病，如溃疡、肠道功能紊乱、便秘等。职业应激可能导致人体免疫指标发生改变。有关学者发现不同应激状态下人员的血清 IgG（人体免疫球蛋白）水平有明显差异。有关对失业女性所做的调查显示，其淋巴细胞对植物凝血素的反应能力减弱。如果在工作中，躯体紧张程度比较高，同时存在一些心理应激因素（如工作场所中的高需求、低控制状态），那么就有可能导致肌肉骨骼疼痛综合征的发生，如下腰背痛。

3）职业应激对人员行为的影响。应激引起的暂时性行为改变，包括逃避性酒精依赖、烟草和药物的使用量增加等。工作负荷过重与吸烟和戒烟失败有着直接的关系。职业应激对人员行为的影响表现为酗酒、旷工、工作积极性低、缺乏自信等。当人员的行为出现长期改变时，他（她）就会放弃对自身处境和前途的控制，而代之以逃避或消极行为，即所谓"获得性无助"。

职业应激常见的警告信号如下：

①性情改变，如原本话多的人话变得少了，性格开朗的人变得沉默了，热情的人变得冷淡，显得心事重重，情绪低沉，离群索居。

②情绪变化，如开口讲话容易伤感，或者容易激动、发怒、冲动，做事轻率。

③工作状态变化，如注意力不集中、效率差、畏难、工作质量粗糙。

④生活规律改变，如失眠、疲惫，有的人对烟酒的消耗量比平常增加。

此外，长期、反复地处于职业应激会导致以下一系列不良反应：

①对工作不满意、厌倦感、无责任心，并导致工作效率降低、缺勤率高、失误增多。

②失眠、疲劳、情绪激动、焦躁不安、多疑、孤独、对外界事物兴趣减退等，并会导致高血压、冠心病、消化道溃疡等。

③导致出现危害行为，如吸烟、酗酒、滥用药物、上下级关系紧张，以及迁怒于家庭成员等。

16. 职业健康相关法律法规

（1）职业健康法律法规体系

我国职业健康法律法规体系具有以下 5 个层次：

1）第一层次，宪法。《宪法》是国家的根本法，具有最高的法律效力，一切法律、行政法规、地方性法规、部门规章都不得同宪法相抵触。

2）第二层次，法律。法律是由全国人民代表大会及其常务委员会制定的，如《职业病防治法》、《中华人民共和国安全生产法》（以下简称《安全生产法》）、《劳动法》等。

3）第三层次，行政法规和地方性法规。行政法规是国务院根据宪法和法律制定的，如《使用有毒物品作业场所劳动保护条例》《放射性同位素与射线装置安全和防护条例》《中华人民共和国尘肺病防治条例》《危险化学品安全管理条例》《工伤保险条例》等。

地方性法规是由省、自治区、直辖市，以及省和自治区的人民政府所在市、经济特区所在的市和经国务院批准的较大的市的人民代表大会及其常务委员会，根据本行政区域的具体情况和实际需要制定和颁布的、在本行政区域内实施的规范性文件的总称。

4）第四层次，部门规章和地方政府规章。部门规章和地方政府规章是由国务院各组成部门和具有行政管理职能的国务院直属机构，省、自治区、直辖市和设区的市的人民政府制定的。部门规章由部门首长签署命令予以公布，地方政府规章由省长、自治区主席、市长或者自治州州长签署命令予以公布。

5）第五层次，其他规范性文件。其他规范性文件通常是由国务院或职业健康主管部门以"通知"等形式下发某项职业健康工作的规范性文件。

（2）宪法

《宪法》是国家的根本法，具有最高的法律效力。一切法律、行政法规和地方性法规都不得同宪法相抵触。

《宪法》第四十二条第二款明确规定，"国家通过各种途径，创造劳动就业条件，加强劳动保护，改善劳动条件，并在发展生产的基础上，提高劳动报酬和福利待遇"。加强劳动保护，改善劳动条件，这是对我国职业健康安全工作的总体规定。

（3）职业病防治法

《职业病防治法》是我国预防、控制和消除职业病危害，防治职业病，保护职工健康及其相关权益的一部专门法律，是职业健康领域的一部基本法。其立法宗旨是为了预防、控制和消除职业病危害，防治职业病，保护职工健康及其相关权益，促进经济发展。这充分体现了党和人民政府对广大职工身体健康的关怀，是"以人民为中心"重要发展思想的具体体现。

《职业病防治法》规定了国家实行职业卫生监督制度，国务院卫生行政部门、劳动保障行政部门依照该法和国务院确定的职责，负责全国职业病防治的监督管理工作。

（4）安全生产法

《安全生产法》包括总则、生产经营单位的安全生产保障、从业人员的安全生产权利义务、安全生产的监督管理、生产安全事故的应急救援与调查处理、法律责任和附则。《安全生产法》从法律制度上规范了生产经营单位的安全生产行为，确立保障安全生产的法定措施，并以国家强制力保障这些法定制度和措施得以严格贯彻执行，最终目的是保障人民群众生命和财产的安全，维护社会稳定，保证社会主义现代化建设的顺利进行。

（5）劳动法

《劳动法》是为了保护职工的合法权益，调整劳动关系，建立和维护适应社会主义市场经济的劳动制度，促进经济发展和社会进步而制定的法律。

1）规章制度要求。用人单位必须建立健全劳动安全卫生制度，严格执行国家劳动安全卫生规程和标准，对职工进行劳动安全卫生教育，防止劳动过程中的事故，减少职业病危害。

2）"三同时"要求。劳动安全卫生设施必须符合国家规定的标准。新建、改建、扩建工程的劳动安全卫生设施必须与主体工程同时设计、同时施工、同时投入生产和使用。

3）劳动防护用品及体检要求。用人单位必须为职工提供符合国家规定的劳动安全卫生条件和必要的劳动防护用品，对从事有职业病危害作业的职工应当定期进行健康检查。

4）特种作业人员培训要求。从事特种作业的职工必须经过专门培训并取得特种作业资格。

17. 职工的职业健康权利与义务

（1）职业健康权利

1）职工有权要求用人单位依法为其参加工伤保险。

2）职工有权要求用人单位为其提供符合国家职业卫生标准和卫生要求的工作环境和条件，提供符合职业病防治要求的个人防护用品，采取措施保障职工获得职业卫生保护。

3）职工有权知晓工作过程中可能产生的职业病危害及其后果、职业病防护措施和待遇等。用人单位应在签订劳动合同或者工作岗位变更时如实告知职工，并在劳动合同中写明，不得隐瞒或者欺骗。用人单位违反规定的，职工有权拒绝从事存在职业病危害的作业，用人单位不得因此解除与其订立的劳动合同。

4）职工有权要求用人单位对其进行上岗前的职业卫生培训和在岗期间的定期职业卫生培训，普及职业卫生知识，指导正确使用职业病防护设备及个人防护用品。

5）从事接触职业病危害的职工有权要求用人单位按规定组织其进行上岗前、在岗期间和离岗时的职业健康检查，并书面告知检查结果。职业健康检查费用由用人单位承担。用人单位不得安排未经上岗前职业健康检查的职工从事接触职业病危害的作业；不得安排有职业禁忌的职工从事其所禁忌的作业；对在职业健康检查中发现有与所从事的职业相关的健康损害的职工，应当调离原工作岗位，并妥善安置；对未进行离岗前职业健康检查的职工，不得解除或者终止与其订立的劳动合同。

6）职工有权要求用人单位为其建立职业健康监护档案，并按照规定的期限妥善保存。职业健康监护档案应当包括职工的职业史、职业病危害接触史、职业健康检查结果和职业病诊疗等有关个人健康资料。职工离开用人单位时，有权索取本人职业健康监护档案复印件，用人单位应当如实、无偿提供，并在所提供的复印件上签章。

7）职工依法享受国家规定的职业病待遇。职业病病人的诊疗、康复费用，伤残以及丧失劳动能力的职业病病人的社会保障，按照国家有关工伤保险的规定执行。职业病病人除依法享有工伤保险外，依照有关民事法律，尚有获得赔偿的权利的，有权向用人单位提出赔偿要求。

用人单位应当保障职工行使上述权利。因职工依法行使正当权利而降低其工资、福利等待遇或者解除、终止与其订立的劳动合同的，其行为无效。

（2）职业健康义务

1）认真接受用人单位职业健康教育和培训，努力学习和掌握必要的职业健康知识。

2）遵守职业健康法律法规、制度和操作规程。

3）正确使用与维护职业病危害防护设备及个人防护用品。

4）及时报告事故隐患。

5）积极配合上岗前、在岗期间和离岗时的职业健康检查。

6）如实提供职业病诊断、鉴定所需的有关资料等。

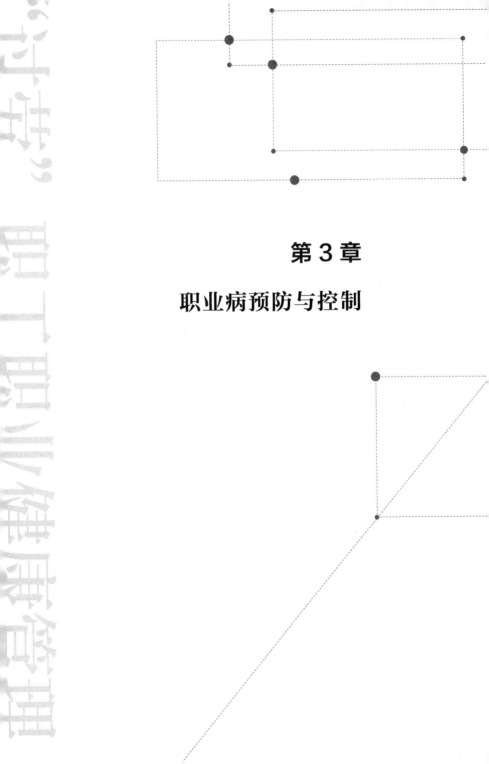

第 3 章

职业病预防与控制

18. 职业病及其特点

(1) 职业病的定义

职业病是指当职业病危害因素作用于人体的强度和时间超过一定的限度时，人体不能代偿其所造成的功能性或器质性病理改变，从而出现相应的临床症状，影响劳动能力，这类疾病统称为职业病。也就是说，不论是生产过程中、工作组织中还是生产环境中的危害因素，作用于人体的强度很大且时间很长时，机体内将发生一系列的功能、代谢和形态结构的变化，使机体内各器官、系统之间的平衡关系以及机体与外界环境之间的平衡关系受到破坏，最终使机体对外界环境适应能力降低，出现相应的临床症状和体征，使劳动能力减弱或丧失。

《职业病防治法》中对职业病的定义：职业病是指企业、事业单位和个体经济组织等用人单位的职工在职业活动中，因接触粉尘、放射性物质和其他有毒、有害因素而引起的疾病。这个定义明确了职业病的病因是职工在职业活动中接触的各种职业病危害因素。

(2) 职业病的特点

国内外职业病防治医学专家对职业病的特点已取得如下共识：

1）病因明确。职业病的病因是明确的，即由于职工在职业活动过程中长期受到来自化学的、物理的、生物的职业病危害因素的侵害，或长期受不良的作业方法、恶劣的作业条件的影响。这些因素的侵害及影响对职业病的起因，直接或间接地、个别或共同地发生作用。例如，职业性苯中毒是职工在职业活动中接触苯引起的，尘肺（肺尘埃沉着病的简称）是职工在职业活动中吸入相应的粉尘引起的。

2）职业病的发生与劳动条件密切相关。职业病的发生与生产环境中危害因素的数量或强度、作用时间、劳动强度及个人防护等因素密切相关。例如，职业性急性中毒的发生，多由短期内大量吸入毒物引起；职业性慢性中毒，则多由长期吸收较小量的毒物蓄积引起。

3）与危害因素浓度或强度有关。职业病病人所接触的病因大多是可以检测的，而且其浓度或强度需要达到一定的程度，才能使职工致病。一般接触职业病危害因素的浓度或强度与病因有直接关系。

4）缓发性。职业病不同于突发性事故或疾病，其病症要经过一个较长的逐渐形成期或潜伏期后才能显现，属于缓发性伤残。

5）群体性。职业病具有群体性发病特征，在接触同样危害因素的人群中，多是同时或先后出现一批相同的职业病病人，很少出现仅有个别人发病的情况。

6）潜在损伤性。由于职业病多表现为体内器官或生理功能的损伤，因而是只见"病症"，不见"伤口"。

7）可治疗性。大多数职业病如能早期诊断、及时治疗、妥善处理，则愈后较好。但有的职业病如尘肺病、金属及其化合物粉尘肺沉着病属于不可逆性损伤，很少有痊愈的可能，迄今为止所有治疗方法均无明显效果，只能对症处理、减缓进程，故发现越晚疗效越差。

8）可预防性。除职业性传染病外，仅治疗个体并不能有效控制人群发病，必须有效"治疗"有害的工作环境。从病因上来说，职业病是完全可以预防的。发现病因，改善劳动条件，控制职业病危害因素，即可减少职业病的发生。

9）个体差异性。在同一生产环境中从事同一工种的人，发生职业性损伤的概率和程度也有差别。

10）范围日趋扩大。随着经济社会的发展，越来越多新的职业性疾病将被发现，所以《职业病分类和目录》将被逐步调整。

19. 法定职业病及其分类

(1) 法定职业病的定义

职业病是一种人为的疾病。它的发生率或患病率的高低，直接反映疾病预防控制工作的水平。世界卫生组织对职业病的定义，除医学的含义外，还赋予立法意义。各个国家根据本国的具体情况，包括技术水平、财力、物力等情况，通过一定的法律程序确定，即法定职业病。

法定职业病必须具备以下 4 个条件：

1）病人主体仅限于企业、事业单位和个体经济组织等用人单位的职工。

2）必须是在从事职业活动的过程中产生的。

3）必须是因接触粉尘、放射性物质和其他有毒、有害物质等职业病危害因素引起的。

4）必须是列入国家规定的职业病范围的。

（2）法定职业病分类

在我国，依据《职业病防治法》，职业病的分类和目录由国务院卫生行政部门会同国务院劳动保障等行政部门制定、调整并公布。《职业病分类和目录》中规定的职业病共10类132种，具体如下：

1）职业性尘肺病及其他呼吸系统疾病（19种）。

①尘肺病（13种）：矽肺、煤工尘肺、石墨尘肺、碳黑尘肺、石棉肺、滑石尘肺、水泥尘肺、云母尘肺、陶工尘肺、铝尘肺、电焊工尘肺、铸工尘肺以及根据有关标准可以诊断的其他尘肺病。

②其他呼吸系统疾病（6种）：过敏性肺炎、棉尘病、哮喘、金属及其化合物粉尘肺沉着病（锡、铁、锑、钡及其化合物等）、刺激性化学物所致慢性阻塞性肺疾病和硬金属肺病。

2）职业性皮肤病（9种）。职业性皮肤病包括接触性皮炎、光接触性皮炎、电光性皮炎、黑变病、痤疮、溃疡、化学性皮肤灼伤、白斑以及根据有关标准可以诊断的其他职业性皮肤病。

3）职业性眼病（3种）。职业性眼病包括化学性眼部灼伤、电光性眼炎、白内障（含放射性白内障、三硝基甲苯白内障）。

4）职业性耳鼻喉口腔疾病（4种）。职业性耳鼻喉口腔疾病包括噪声聋、铬鼻病、牙酸蚀病和爆震聋。

5）职业性化学中毒（60种）。职业性化学中毒包括铅及其化合物中毒（不包括四乙基铅），汞及其化合物中毒，锰及其化合物中毒，镉及其化合物中毒，铍病，铊及其化合物中毒，钡及其化合物中毒，钒及其化合物中毒，磷及其化合物中毒，砷及其化合物中毒，铀及其化合物中毒，砷化氢中毒，氯气中毒，二氧化硫中毒，光气中毒，氨中毒，偏二甲基肼中毒，氮氧化合物中毒，一氧化碳中毒，二硫化碳中毒，硫化氢中毒，磷化氢、磷化锌、磷化铝中毒，氟及其无机化合物中毒，氰及腈类化合物中毒，四乙基铅中毒，有机锡中毒，羰基镍中毒，苯中毒，甲苯中毒，二甲苯中毒，正己烷中毒，汽油中毒，一甲胺中毒，有机氟聚合物单体及其热裂解物中毒，二氯乙烷中毒，四氯化碳中毒，氯乙烯中毒，三氯乙烯中毒，氯丙烯中毒，氯丁二烯中毒，苯的氨基及硝基化合物（不包括三硝基甲苯）中毒，三硝基甲苯中毒，甲醇中毒，酚中毒，五氯酚（钠）中毒，甲醛中毒，硫酸二甲酯中毒，丙烯酰胺中毒，二甲基甲酰胺中毒，有机磷中毒，氨基甲酸酯类中毒，杀虫脒中毒，溴甲烷中毒，拟除虫菊酯类中毒，铟及其化合物中毒，溴丙烷中毒，碘甲烷中毒，氯乙酸中毒，环氧乙烷中毒，上述条目未提及的与职业有害因素接触之间存在直接因果联系的其他化学中毒。

6）物理因素所致职业病（7种）。物理因素所致职业病包括中暑、减压病、高原病、航空病、手臂振动病、激光所致眼（角膜、晶状体、视网膜）损伤和冻伤。

7）职业性放射性疾病（11种）。职业性放射性疾病包括外照射急性放射病、外照射亚急性放射病、外照射慢性放射病、内照射放射病、放射性皮肤疾病、放射性肿瘤（含矿工高氡暴露所致肺癌)、放射性骨损伤、放射性甲状腺疾病、放射性性腺疾病、放射复合伤以及根据相关标准可以诊断的其他放射性损伤。

8) 职业性传染病 (5 种)。职业性传染病包括炭疽、森林脑炎、布鲁氏菌病、艾滋病 (限于医疗卫生人员及人民警察) 和莱姆病。

9) 职业性肿瘤 (11 种)。职业性肿瘤包括石棉所致肺癌、间皮瘤,联苯胺所致膀胱癌,苯所致白血病,氯甲醚、双氯甲醚所致肺癌,砷及其化合物所致肺癌、皮肤癌,氯乙烯所致肝血管肉瘤,焦炉逸散物所致肺癌,六价铬化合物所致肺癌,毛沸石所致肺癌、胸膜间皮瘤,煤焦油、煤焦油沥青、石油沥青所致皮肤癌和 β-萘胺所致膀胱癌。

10) 其他职业病 (3 种)。其他职业病包括金属烟热,滑囊炎 (限于井下工人),股静脉血栓综合征、股动脉闭塞症或淋巴管闭塞症 (限于刮研作业人员)。

20. 职业病作用条件

职业病的发生常与生产过程和作业环境有关,还受个体特征差异的影响。在相同职业病危害的作业环境中,由于个体特征差异,每个人所受影响可能不同。这些个体特征包括性别、年龄、健康状态和营养状况等,因此人体受到环境中直接或间接危害因素危害时,不一定都会发生职业病。职业病发病过程,还取决于下列 3 个主要条件:

（1）危害因素本身的性质

危害因素的理化性质和作用部位与职业病的发生密切相关。例如，电磁辐射透入人体组织的深度和危害性，主要决定于其波长。生产性毒物的理化性质及其对人体组织的亲和性与毒性作用有直接关系，如汽油和二硫化碳具有明显的脂溶性，对神经组织有密切的亲和作用，因此首先损害神经系统。一般物理因素常在接触时起作用，脱离接触后体内不存在残留，而化学因素在脱离接触后，作用还会持续一段时间或继续存在。

（2）危害因素作用于人体的量

物理和化学因素对人的危害都与量有关（生物因素进入人体的量目前还无法准确估计），多大的量和浓度才能导致职业病的发生，是确诊的重要参考。一般作用剂量（d）是接触浓度或强度（c）与接触时间（t）的乘积，可表达为 $d = ct$。但应该认识到，有些有害物质能在体内蓄积，少量和长期接触也可能引起职业性损害以致职业病发生。认真排查与某种危害因素的接触时间及接触方式，对职业病诊断具有重要价值。

（3）个体易感性

健康的人体对危害因素的防御能力是多方面的，某些物理因素停止接触后，人体被扰乱的生理功能可以逐步恢复。但是抵抗力和身体条件较差的人员对于进入体内的毒物，解毒和排毒功能下降，更易受到损害。

21. 职业病危害因素分类

职业病危害因素是指对从事职业活动的职工可能导致疾病或其他不良健康效应的各种危害因素。依据其性质不同，职业病危害因素可以划分为以下几类：

（1）环境因素

1）物理因素。不良的物理因素或异常的气象条件，如高温、低温、噪声、振动、高低气压、非电离辐射（可见光、紫外线、红外线、射频辐射、激光等）与电离辐射（如 X 射线、γ 射线）等，都可以对人体产生危害。

2）化学因素。生产过程中使用和接触的原料、中间产品、成品及这些物质在生产过程中产生的废气、废水和废渣等都会对人体产生危害，也称为工业毒物。工业毒物以粉尘、烟尘、雾气、蒸气或气体的形态遍布于生产作业场所的不同地点和空间，接触工业毒物可对人体产生刺激性过敏反应，还可能引起中毒。

3）生物因素。生产过程中使用的原料、辅料及作业环境中都可能存在某些致病微生物和寄生虫，如炭疽杆菌、霉菌、布鲁氏菌、森林脑炎病毒和真菌等。

（2）与个体有关的因素

例如，劳动组织和作息制度不合理导致的工作紧张；个人生活习惯不良，如过度饮酒、缺乏锻炼；劳动负荷过重，长时间地单调作业、夜班作业，操作动作和体位不合理等都会对人体产生不良影响。

(3) 其他因素

社会经济因素，如国家的经济发展速度、国民的文化教育程度、生态环境、管理水平等因素都会对用人单位的安全、卫生的投入和管理带来影响。职业卫生法制的健全、职业卫生服务和管理系统化，对于控制职业病危害的发生和减少职业伤害也是十分重要的因素。

22. 工作有关疾病

工作有关疾病是指与劳动组织、工作场所条件、工作本身或工作时接触危害因素有关的一组非特异性疾病，是职业因素、生活因素、社会因素以及心理行为因素等多方面因素综合作用的结果，又称职业性多发病或职业有关疾病。广义来说，职业病也属于工作有关疾病，但一般所称工作有关疾病与职业病有所区别，即另一些既与工作有关，又与职业病有区别的疾病。

工作有关疾病具有 3 层含义：①职业因素是该病发生和发展的诸多因素之一，但不是唯一病因，一般也不是直接病因；②职业因素影响了健康，促使潜在的疾病显露或加重已有疾病的病情；③通过改善工作条件，可使所患疾病得到控制或缓解。

常见的工作有关疾病有心理精神障碍性疾病（如疑病症、

神经官能症、紧张性头痛等）、与工作有关的心血管系统疾病
（如高血压、冠心病）、溃疡病（主要是高温作业工人、矿
工）、肌肉骨骼损伤（如腰背痛、肩颈痛、肩颈腕损伤）及工
作有关的传染病（如病毒性肝炎、结核病和真菌感染）等。

　　因工作有关疾病是多因素交互作用的结果，病因不明确，
故其预防工作必须采取多学科的综合措施，依靠各方面有关人
员的共同参与。尤其是职业卫生管理人员、各级医疗和卫生防
疫人员，以及用人单位负责保健的医务、卫生人员等，应认识
到工作有关疾病防治工作的重要性。

23. 职业心理紧张相关疾患

　　职业心理紧张相关疾患是指与职业心理紧张相关的疾病，
其发生或发展与心理、职业、社会等因素密切相关。工作中适
当的紧张可以激发职工的工作积极性，但如果长期处于较高程
度的紧张状态，可能对生理和心理各个方面造成损害，引起相
关的疾患，主要包括心理的疾病和身体的疾病。

　　职业心理紧张导致的心理的疾病主要表现在情感和认知方
面，主要为抑郁、焦虑、易疲倦、感情淡漠、注意力不集中、
记忆力下降、易怒、社会退缩、个体应对能力下降；职业心理
紧张导致的身体的疾病即为以躯体症状表现为主的心身疾病。
心身疾病又称心理生理障碍，是指与心理和社会因素密切相
关，但以躯体症状表现为主的疾病。广义的心身疾病是指心理
和社会因素在发病、发展过程中起重要作用的躯体器质性疾病
和躯体功能性障碍。常见的心身疾病为支气管哮喘、消化性溃

疡、原发性高血压、癌症和甲状腺功能亢进。

24. 职业病的防治原则

职业病防治工作必须发挥政府、工会、用人单位、职业卫生技术服务机构、职业病防治机构等各方面的力量，由全社会加以监督，贯彻"预防为主、防治结合"的方针，遵循"三级预防"的原则，实行分类管理、综合治理，不断提高职业病防治管理水平。

(1) 一级预防

一级预防又称病因预防，是从根本上杜绝职业病危害因素对人的作用，即改进生产工艺和生产设备，合理利用防护设施及劳动防护用品，以减少职工接触职业病危害因素的机会和程度。一级预防是将国家制定的工业企业设计卫生标准、工作场所有害物质职业接触限值等作为共同遵守的接触限值或防护的准则，使其在职业病预防中发挥重要的作用。

根据《职业病防治法》对职业病前期预防的要求，产生职业病危害的用人单位的设立，除应当符合法律法规规定的设立条件外，其工作场所还应当符合以下要求：

1）职业病危害因素的强度或者浓度符合国家职业卫生标准。

2）有与职业病危害防护相适应的设施。

3）生产布局合理，符合有害与无害作业分开的原则。

4）有配套的更衣间、洗浴间、孕妇休息间等卫生设施。

5）设备、工具、用具及设施符合保护职工生理、心理健康的要求。

6）法律法规和相关部门关于保护职工健康的其他要求。

（2）二级预防

二级预防又称发病预防，是早期检测和发现职业病危害因素导致的疾病。其主要手段是定期进行环境中职业病危害因素的监测和对接触者的定期体格检查，评价工作场所职业病危害程度，控制职业病危害，加强防毒防尘，防治物理、化学、生物因素等危害因素的危害，使工作场所职业病危害因素的浓度（强度）符合国家职业卫生标准。对职工进行职业健康监护，开展职业健康检查，早期发现职业性疾病损害，早期鉴别和诊断。

（3）三级预防

三级预防是指在职工患职业病以后，对其进行合理康复处理，包括对职业病病人的保障和对疑似职业病病人进行诊断。保障职业病病人享受职业病待遇，安排职业病病人进行治疗、康复和定期检查，对不适宜继续从事原工作的职业病病人，应当调离原岗位并妥善安置。

一级预防是比较理想的方法，针对整体的或选择的人群，对人群健康和福利状态均能起根本的作用，一般所需投入比二级预防和三级预防要少，且效果更好。

25. 职业病的诊断原则

职业病的诊断是一项政策性和科学性很强的工作，它涉及生产管理责任、劳保待遇、职工的生产积极性、劳动能力鉴定和预防措施的改进以及国家财政开支等一系列问题。

(1) 职业史

职工的职业史是诊断职业病极为重要的前提。对既往职业史应详细询问，因为许多职业病的临床表现与一般疾病的表现类似，如果没有明确的职业史，任何职业病的诊断都不能确立。

在询问职业史时，要全面系统地问清职工现在和过去从事何种工作，接触何种危害因素，危害因素的接触方式，接触危害因素的工龄，每天接触危害因素的时间和量，生产场所的防护设施及其使用情况等，同工种其他人患病情况，排除类似职业病的非职业性接触等情况。

(2) 现场职业卫生条件调查

现场职业卫生条件调查是指对现场的原材料、助剂、半成品直至成品的全部生产工艺和劳动操作过程以及工程技术设备、操作方法、作业环境的卫生条件、个人卫生习惯、卫生技术措施等进行全面调查，包括工艺流程、操作方法、环境卫生条件、车间中危害因素的水平、防护措施及使用效果等方面。

（3）临床检查与观察

在职业病的诊断过程中，除应用一般的临床检查外，还要采用职业病的特殊检查方法，判断症状和体征是否符合某一职业病的特征，特别要注意早期典型症状和体征。例如，诊断尘肺时必须有胸部 X 光片的检测结果。

（4）实验室检查或特殊检查

1）接触指标：接触指标的检查是指对生物材料如毒物、代谢产物的含量和生化指标的测定。

2）效应指标：效应指标是指对接触噪声职工的听力测定，对接触局部振动职工的白指试验等多个方面。

26. 职业病危害现状评价

（1）职业病危害现状评价的定义与要求

为明确用人单位生产经营活动过程中的职业病危害因素种类及其危害程度、职业病危害防护设施和职业健康管理措施的效果等，以及为用人单位职业病防治的日常管理提供科学依据，需要依法进行职业病危害现状评价。

职业病危害现状评价是指对用人单位工作场所职业病危害因素及其接触水平、职业病危害防护设施，以及其他职业病防护措施与效果、职业病危害因素对职工的健康影响情况等进行的综合评价。

（2）职业病危害现状评价的内容

职业病危害现状评价的工作内容应包括以下几点：

1）用人单位概况。

2）总体布局，如厂址、厂区的功能分区、生产工艺分布等。

3）职业病危害因素的调查、检测与评价，应阐明职业病危害因素的特性、可引起的职业病等，并给出接触情况、排放浓度等资料。

4）职业病危害防护设施的调查与评价，应包括防护设施设置数量及运行情况、使用和维护保养情况，以及防护设施参数的检测和分析评价。

5）职业卫生现场管理调查与评价，应包括个人使用的职业病防护用品调查与评价、现场应急救援设施调查与评价等。

6）职业健康监护情况分析与评价，应包括职业健康监护管理情况、职业健康检查结果分析、职业卫生管理情况调查与评价等。

7）建议，如从组织管理等方面，提出职业病危害控制措施的建议。

第 4 章

职业健康管理

27. 职业健康管理的概念

职业健康管理是指为了最大限度地减少或避免工作中职业病危害因素对用人单位职工身心健康所带来的不良影响而开展的各项管理工作，这一工作贯穿用人单位生产经营活动的全程，是与生产经营活动相伴，为确保职工职业健康而实施的各类管理活动的集合。职业健康管理不只是国家或者用人单位一方管理者的工作，而是整个国际社会、各国各级政府、用人单位管理层及职工都应当承担的责任。良好的职业健康管理不仅关系职工的身心健康，同时也是用人单位实现人文关怀、提高团队工作能力、实现良性发展的必要条件，是用人单位对职工应尽到的义务。

28. 职业健康管理的内容

(1) 工作方针

职业健康管理工作应遵循《职业病防治法》要求的"预防为主、防治结合"的基本工作方针。

(2) 基本策略

职业健康管理工作应遵循《职业病防治法》要求的"分类管理、综合治理"的基本策略。

（3）基本原则

职业健康管理工作坚持"三级预防"的基本原则。一级预防，即通过工艺革新、工程控制等方法，从根本上消除或最大可能地减少职工接触职业病危害因素；二级预防，通过职业健康监护早期发现职业性病损者；三级预防，对出现职业健康损害的职工，通过治疗防止职业性病损的进一步发展，促进康复。

（4）主要内容

职业健康管理工作贯穿用人单位职业病防治的全过程，其管理的主要内容包括职业健康日常管理、前期预防管理、劳动过程中的防护与管理，以及职业病诊断与鉴定、职业病病人等的管理。

29. 职业健康安全管理体系

（1）概念

职业健康安全管理体系是指为建立职业健康安全方针和目标以及实现这些目标所制定的一系列相互联系或相互作用的要素，它是职业健康安全管理活动的一种方式。

1999 年 4 月，在巴西召开的第 15 届世界职业安全卫生大会上，首次提出按照国际劳工组织（ILO）第 155 号公约和第 161 号公约等推行企业健康安全评价和规范化的管理体系，即职业健康安全管理体系（OHSMS）。

职业健康安全管理体系的运行模式可以追溯到一系列的系统思想，最主要的是美国质量管理专家爱德华·戴明的 PDCA（策划、实施、评价、改进）循环概念。在此概念的基础上，结合职业健康安全管理活动的特点，不同的职业健康安全管理体系标准提出了基本相似的职业健康安全管理体系运行模式。例如，ILO-OSH 2001 的运行模式为方针、组织、计划与实施、评价、改进措施，OHSAS 18001 的运行模式为职业卫生安全方针、策划、实施与运行、检查与纠正措施、管理评审。

（2）建立过程

职业健康安全管理体系的建立一般包括 3 个阶段：第一是体系建立阶段，包括决策准备、标准培训、初始评审、体系策划和文件编写；第二是体系运行阶段，包括内部审核、管理评审；第三是认证审核阶段，即外部审核（在需要外部认证时）。

（3）实施与运行

体系的实施应该有以下几个主要步骤：学习与培训、初始评审、体系策划、文件编写、体系试运行、评审完善。其中，职业健康安全管理体系培训的对象主要分 3 个层次：管理层培训、内审员培训和全体职工培训。管理层培训是体系建立的保证，内审员培训是建立和实施职业健康安全管理体系的关键，全体职工培训是体系建立和顺利实施的根本。试运行是指按照职业健康安全管理体系的要求开展相应的职业健康安全管理和活动，对职业健康安全管理体系进行试运行，以检验体系策划与文件化规定的充分性、有效性和适宜性。

（4）审核

职业健康安全管理体系审核包括内部审核、管理评审和外部审核。

内部审核是指用人单位按计划的时间间隔对职业健康安全管理体系进行内部审核。内部审核的主要作用是判定职业健康安全管理体系是否符合职业健康安全管理的预定安排和相关标准的要求；是否得到了恰当的实施和保持；是否有效满足用人单位的方针和目标。内部审核后，最终向管理层报告审核结果。

管理评审是指用人单位最高管理者按计划的时间间隔，对职业健康安全管理体系进行评审，以确保其持续适宜性、充分性和有效性。评审应包括评价改进的机会和对职业健康安全管理体系进行修改的需求，包括职业健康安全方针和目标的修改需求。用人单位应保存管理评审记录。

外部审核是指外部认证机构对用人单位的职业健康安全管理体系进行认证（或注册），在证实职业健康安全管理体系符合相关标准后，颁发证书。认证程序包括：用人单位提交书面申请→申请评审、合同评审→签订认证合同→任命审核组长，组建审核组→第一阶段审核→第二阶段审核→对纠正措施的跟踪验证→完成审核报告，做出推荐结论→认证评定→颁发认证证书→证后监督审核以保持认证→复评（有效期满）→换发认证证书。

30. 职业健康管理机构和人员配备

用人单位是职业病防治的责任主体，其主要负责人对本单位作业场所的职业病防治工作全面负责。《职业病防治法》规定，用人单位应当设置或者指定职业健康管理机构或者组织，配备专职或者兼职的职业健康管理人员，负责本单位的职业病防治工作。根据国家的相关标准，工业企业的职业健康管理机构和职业健康管理人员设置或配备参考原则见表4-1。

表 4-1 　　　职业健康管理机构和职业健康管理人员
设置或配备参考原则

职业病危害分类	职工人数	职业健康管理机构及管理人员
严重	≥1 000人	设置机构，配备专职人员（>2人）
	300~1 000人	设置机构或配备专职人员（≥2人）
	<300人	设置机构或配备专职人员
一般危害	≥300人	配备专职人员
	<300人	配备专职或兼职人员
轻微		可配备兼职人员

用人单位应当对职业病防护设备、应急救援设施进行经常性的维护、检修和保养，定期检测其性能和效果，确保其处于正常状态，不得擅自拆除或者停止使用。存在职业病危害的用人单位，应当实施由专人负责的工作场所职业病危害因素日常监测，确保监测系统处于正常工作状态。

此外，存在职业病危害的用人单位，应当委托具有相应资质的职业卫生技术服务机构每年至少进行一次职业病危害因素检测。职业病危害严重的用人单位，除应遵守上述规定外，还应当委托具有相应资质的职业卫生技术服务机构，每三年至少进行一次职业病危害现状评价。检测、评价结果应当存入用人单位职业卫生档案，并向卫生健康行政部门报告，应同时向劳动者公布。

31. 职业健康管理制度和操作规程

存在职业病危害的用人单位应当制订职业病危害防治计划和实施方案，建立健全下列职业健康管理制度和操作规程：

（1）职业病危害防治责任制度。

（2）职业病危害警示与告知制度。

（3）职业病危害项目申报制度。

（4）职业病防治宣传教育和培训制度。

（5）职业病防护设施维护、检修和保养制度。

（6）劳动防护用品管理制度。

（7）职业病危害监测及评价管理制度。

（8）建设项目职业病防护设施"三同时"管理制度。

（9）职工职业健康监护及其档案管理制度。

（10）职业病危害事故处置与报告制度。

（11）职业病危害应急救援与管理制度。

（12）岗位职业健康操作规程。

（13）法律、法规、规章和标准规定的其他职业病防治制度。

产生职业病危害的用人单位，应当在醒目位置设置公告栏，公布有关职业病危害防治的规章制度、操作规程、职业病危害事故应急救援措施和工作场所职业病危害因素检测结果。存在或者产生职业病危害的工作场所、作业岗位、设备、设施，应当按照规定，在醒目位置设置图形、警示线、警示语句等警示标识和中文警示说明。警示说明应当载明产生职业病危害的种类、后果、预防和应急处置措施等内容。存在或产生高毒物品的作业岗位，应当在醒目位置设置高毒物品告知卡，告知卡应当载明高毒物品的名称、理化特性、健康危害、防护措施及应急处理等告知内容与警示标识。任何单位和个人均有权向卫生健康行政部门举报用人单位违反规定的行为和职业病危害事故。

32. 职业健康风险控制对策

风险管理措施一般可以归纳为三大类：控制型风险管理措施、融资型风险管理措施和内部风险抑制。职业健康风险也可据此进行控制，具体如表 4-2 所示。

表 4-2　　　　　　　职业健康风险控制措施

职业健康风险控制措施	风险控制对策
控制型风险管理措施	风险规避
	减轻风险
	风险转移
融资型风险管理措施	风险自留
	保险
	其他融资措施
内部风险抑制	分割风险单位
	风险交流
	信息管理

（1）风险规避

风险规避是指有意识地回避某种特定风险行为，即从根本上放弃使用有风险的资源、技术等，从而避开风险。其适用的情形主要有：损失频率和损失幅度都比较大的特定风险；损失频率虽然不大，但后果严重且无法得到补偿的风险。采用该对策的最佳时间是在项目实施之前。

（2）减轻风险

减轻风险是指通过采取安全防护措施、职业健康工程技术措施以及使用个人劳动防护用品等，降低职业病发病率或损失程度，以期减少损失成本的行为。

（3）风险转移

用人单位可借助合同或协议，通过合法转包、分包等将职业健康风险程度较高的生产项目转移给专业从事该项目、技术与防护经验更加丰富的个人或组织进行，将这部分法律责任转移给其他的组织或个人承担。

（4）风险自留

将一些适合本单位承担的职业健康风险自留。例如，对于发生频率不高、损失不大的职业健康风险，可通过内部资金弥补损失。其优点在于可以节约附加保费，减少道德风险，利于资金的持续使用等。

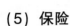

(5) 保险

通过参加工伤保险，为职工投保补充医疗保险，为高危岗位职工投保有针对性的商业保险等，将自身面临的职业健康风险负担转移给合同对应的保险公司，以小额保险费替代大额的意外事故损失。

(6) 其他融资措施

其他融资措施包括金融风险管理或是基于合同的融资型风险转移，具体包括套期保值、融资租赁合同等。

(7) 分割风险单位

分割风险单位是将职业健康风险程度较高的项目分配到不同的地区进行经营，或将相似工艺的生产项目合并集中生产，分散经营活动，降低整个用人单位损失的方法，即"化整为零"。

(8) 风险交流

对高危岗位职工进行职业健康教育和培训，告知其从事的工作可能存在的相关风险与防范措施，在用人单位内部传递存在的风险及处理方式等方面的信息。

(9) 信息管理

通过收集同类单位、本单位内部的职业病发病率、工伤事故发生率、早期健康损害种类和数量等数据，对职业健康风险的损失频率和损失程度进行估计，通过对数据进行专业化分析，得出结论，指导用人单位采取职业健康工程技术、个人劳动防护用品配备、职业健康安全教育与演练等措施，预防、控制其所面临的职业健康风险。

33. 职业健康监护管理

（1）职业健康监护的概念

根据国家有关标准，职业健康监护是以预防为目的，根据职工的职业接触史，通过定期或不定期的医学健康检查和健康相关资料的收集，连续性地监测职工的健康状况，分析职工健康变化与所接触的职业病危害因素的关系，并及时地将医学健康检查和资料分析结果报告给用人单位和职工本人，以便及时采取干预措施，保护职工健康。

（2）职业健康监护的目的

1）早期发现职业病、职业健康损害和职业禁忌证。

2）跟踪观察职业病及职业健康损害的发生、发展规律及分布情况。

3）评价职业健康损害与作业环境中职业病危害因素的关系及危害程度。

4）识别新的职业病危害因素和高危人群。

5）进行目标干预，包括改善作业环境条件，改革生产工艺，采用有效防护设施和劳动防护用品，对职业病病人及疑似职业病病人和有职业禁忌人员的处理与安置等。

6）评价预防和干预措施的效果。

7）为制定或修订卫生政策和职业病防治对策服务。

34. 职业健康检查

（1）上岗前职业健康检查

职工上岗前职业健康检查是指从事接触职业病危害因素作业的新录用人员（包括转岗到该种作业岗位的人员）以及拟从事有特殊健康要求作业（如电工作业、高处作业、职业机动车驾驶作业等）的人员，在开始从事接触职业病危害因素作业之前进行职业健康检查。上岗前职业健康检查具有强制性，其目的是发现有无职业禁忌证以及建立接触职业病危害因素人员的基础健康档案。

（2）在岗期间职业健康检查

职工在岗期间应按照所在单位的安排定期进行在岗期间的职业健康检查。

在岗期间职业健康检查是指对长期从事规定需要开展健康监护的接触职业病危害因素作业的职工，在其在岗期间定期地实施职业健康检查。其目的主要是早期发现职业病病人或疑似职业病病人或职工的其他健康异常改变，及时发现有职业禁忌证的职工，评价作业场所职业病危害因素的控制效果。

在岗期间职业健康检查包括强制性职业健康检查和推荐性职业健康检查，其定期健康检查的周期根据不同职业病危害因素的性质、工作场所职业病危害因素的浓度或强度、目标疾病的潜伏期和防护措施状况等因素决定。

(3) 离岗时职业健康检查

离岗时职业健康检查是指职工在准备调离或脱离所从事的职业病危害作业或岗位前对职工进行全面的健康检查。体检的内容与项目是依据职工所从事的岗位、所接触的职业病危害因素情况而有针对性地选择一些较为敏感的指标，对职工进行检查。其目的是确定其在停止接触职业病危害因素时的健康状况。

【知识拓展】

《用人单位职业健康监护监督管理办法》规定，对准备脱离所从事的职业病危害作业或者岗位的劳动者，用人单位应当在劳动者离岗前 30 日内组织劳动者进行离岗时的职业健康检查。劳动者离岗前 90 日内的在岗期间的职业健康检查可以视为离岗时的职业健康检查。用人单位对未进行离岗时职业健康检查的劳动者，不得解除或者终止与其订立的劳动合同。

《职业病防治法》规定，用人单位对未进行离岗前职业健康检查的劳动者不得解除或者终止与其订立的劳动合同。

(4) 离岗后医学随访

职工接触的职业病危害因素具有慢性健康影响，或发病有较长的潜伏期，在脱离接触后仍有可能发生职业病，须进行离岗后医学随访。离岗后医学随访时间间隔的长短应根据危害因素致病的流行病学及临床特点、职工从事该作业的时间长短、工作场所危害因素的浓度等综合考虑确定。尘肺病病人在离岗后须进行离岗后医学随访。

（5）应急健康检查

当发生急性职业病危害事故时，对遭受或者可能遭受急性职业病危害的职工，应及时组织健康检查。依据检查结果和现场劳动卫生学调查，确定职业病危害因素，为急救和治疗提供依据，控制职业病危害的继续蔓延和发展。应急健康检查应在事故发生后立即开始。从事可能导致职业性传染病作业的职工，在疫情流行期或近期密切接触传染源者，应及时开展应急健康检查，随时监测疫情动态。

35. 职业健康教育培训

用人单位加强职工的职业健康教育培训，提高对作业过程中职业病危害因素的辨识、预防、控制和应急处置能力，是有效预防、控制和减少各类职业病及其危害的重要措施。

根据相关法律法规的规定，用人单位是职业健康教育培训的责任主体，应当建立职业健康教育培训制度，保障职业健康教育培训所需的资金投入，将职业健康教育培训费用在生产成本中据实列支；要把职业健康教育培训纳入本单位职业病防治计划、年度工作计划和目标责任体系中，根据本单位实际情况合理制定实施方案，落实责任人员；要建立健全培训考核制度，严格考核管理，严禁形式主义和弄虚作假；要建立健全培训档案，真实记录培训内容、培训时间、训练科目及考核情况等内容，并将本单位年度培训计划、单位主要负责人和职业健康管理人员职业健康教育培训证明，以及接触职业病危害的职工、职业病危害监测人员的培训情况等，分类进行归档管理。

总之，用人单位的职业健康教育培训对象主要包括主要负责人、职业健康管理人员、新职工、在岗职工和转岗职工。用人单位主要负责人及职业健康管理人员负责本单位的职业健康教育培训组织实施工作。上述人员参加教育培训的内容和学时要求如下：

（1）主要负责人教育培训

用人单位主要负责人应接受职业健康教育培训，只有具备相应的职业健康知识和管理能力，才能对本单位的职业病防治工作进行全面统筹、安排。用人单位主要负责人职业健康教育培训的内容主要包括以下几点：

1）国家职业病防治方针、政策。

2）国家和地方职业健康相关法律法规、规章和标准规范。

3）职业病危害的预防和控制基本知识。

4）职业病危害基本防护知识。

5）职业健康管理相关知识。

6）职业病事故报告、处理相关规定及应急救援知识。

7）国家和地方卫生健康行政部门规定的其他内容。

（2）职业健康管理人员培训

用人单位职业健康管理人员是本单位职业健康工作的主要执行者，要监督本单位职业健康规章制度的执行情况，对工作场所（地点）中存在的职业病危害因素控制提供技术指导。因此，对职业健康管理人员的素质要求较高，职业健康管理人员必须接受职业健康教育培训，具备相应的职业病防治理论知识和操作技能。用人单位职业健康管理人员教育培训的内容主要包括以下几点：

1）国家职业病防治方针、政策。

2）国家和地方职业健康相关法律法规、规章和标准规范。

3）职业病危害的预防和控制基本知识。

4）职业病危害基本防护知识。

5）职业健康管理相关知识及国内外行业领域先进的职业健康管理经验。

6）职业病事故统计、报告及调查处理方法。

7）职业病事故应急预案的编制和应急救援知识。

8）国家和地方卫生健康行政部门规定的其他内容。

用人单位职业健康管理人员初次培训不得少于 16 学时，继续教育不得少于 8 学时。职业病危害监测人员的培训，可以参照职业健康管理人员的培训要求执行。

（3）新职工岗前职业健康教育培训

新职工在入职前应进行上岗前职业健康教育培训，了解职业病危害因素的种类、分布、防护措施、导致的危害以及个人职业病防护用品的使用和维护等方面的知识。未经培训或培训不合格者，一律不准上岗。用人单位新职工岗前职业健康教育培训的内容主要包括以下几点：

1）国家职业病防治方针、政策。

2）国家和地方职业健康相关法律法规、规章和标准规范。

3）用人单位制定的职业健康管理制度和岗位操作规程。

4）作业岗位工艺流程及岗位存在的主要职业病危害因素。

5）岗位职业病防护设施和劳动防护用品的使用与维护。

6）职业病事故应急救援知识。

7）所享有的职业健康权利和义务。

新职工的初次培训时间不得少于 8 学时，继续教育不得少于 4 学时。

（4）在岗职工定期职业健康教育培训

定期对在岗职工进行职业健康教育培训，提高其职业病危害辨识能力、防护意识和实际操作技能，使其自觉遵守职业健康管理制度和操作规程，抵制违反职业病防治法律法规的行为，是用人单位实现职业病防控目标的有力保障，同时也是职工职业健康知情权的体现。在岗职工定期职业健康教育培训的内容主要包括以下几点：

1）国家职业病防治方针、政策。

2）国家和地方职业健康相关法律法规、规章和标准规范。

3）用人单位制定的职业健康管理制度和岗位操作规程。

4）工作场所（地点）主要职业病危害因素的辨识。

5）劳动防护用品的使用和维护。

6）职业病事故应急救援知识。

7）国内行业领域典型职业病事故案例。

8）所享有的职业健康权利和义务。

（5）转岗职工职业健康教育培训

随着工作岗位或工作内容的变更，职工所接触的职业病危害因素也相应地发生变化。因此，应当对转岗职工重新进行上岗前的职业健康教育培训，使其充分了解和掌握新作业岗位职业病危害因素的种类、分布和个人防护等知识和技能。未经转岗职业健康教育培训的，一律不得安排上岗。转岗职工职业健康教育培训的内容主要包括以下几点：

1）用人单位制定的职业健康管理制度和岗位操作规程。

2）新作业岗位的生产工艺流程和存在的职业病危害因素。

3）新作业岗位职业病防护设施和劳动防护用品的使用与维护。

4）职业病事故应急救援知识。

用人单位主要负责人、职业健康管理人员和接触职业病危害的职工等三类人员继续教育的周期为一年。用人单位应用新工艺、新技术、新材料、新设备，或者转岗导致职工接触的职业病危害因素发生变化时，要对职工重新进行职业健康教育培训，可视作继续教育。

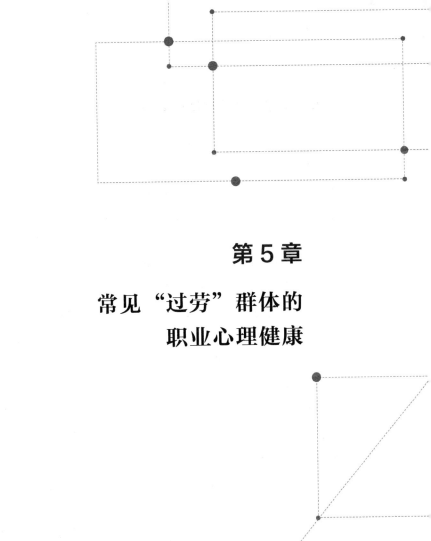

第5章

常见"过劳"群体的
职业心理健康

36. 职业心理健康的概念

职业心理健康即职工在个人的职业活动中不断地适应工作环境，对自身的心理健康状况进行调节，在工作中表现出一种积极健康的心理状态，进而达到身心健康和工作高效的双重目的。在职业心理健康的概念认定中，对于从事每一种工作的职工，其个体心理健康水平会受到职业特征的影响，进而影响其工作行为、效率、效果。与职业健康心理学主要关注用人单位不同，职业心理健康主要关注与特定职业相关联的个体心理。国内有学者发现，我国不同职业人群的心理健康素质差异显著，可能与不同职业人群的受教育程度、生活和工作环境、权力和地位等因素相关。

职业心理健康的标准和心理健康的标准实质上是一样的，特殊之处在于职业心理健康偏重于职工在工作中受到各项与工作相关的因素影响而表现出的心理状态。

有学者研究分析总结了职业心理健康的 3 个层次：不健康、一般水平、健康。

（1）不健康：职业适应性差，不能胜任职业要求，绩效较差，出现身心疾病、心理疾病或障碍，甚至出现违反法律、违反社会道德规范的行为。

（2）一般水平：职业适应性一般，能够达到从事某职业的基本要求，但没有更高追求。

（3）健康：有强烈的职业动机和兴趣，高效能、创造性地完成工作，并在职业中获得成就感，实现价值。

37. 职业心理健康问题分类

常见的职业心理健康问题主要有情绪障碍、自我认知障碍、行为适应障碍、人际关系障碍、职业倦怠、职业压力等。

(1) 情绪障碍

情绪障碍是指职工因个人及其所从事工作中的职业因素造成的，明显偏离正常的情绪情感健康标准范围，但尚未达到心理疾病程度的情绪情感状态，具体表现如下：

1）激越的情绪异常：情绪高涨、情绪欣快、焦虑、情感爆发、恐怖性情感、病理性激情、易激怒等。

2）低弱的情绪异常：情绪低落、情绪衰竭、情感淡漠、情感脆弱。

3）情绪错乱：情感倒错、情绪矛盾、情绪表现倒错。

(2) 自我认知障碍

自我认知障碍是指职工在工作中对自己的认知、评价和期望缺乏清晰的认识，对自身的个性、价值、潜能等产生疑问，对自己职业中的各个方面都缺乏认知，即职业认知障碍，具体表现如下：

1）自卑。在工作中对自己缺乏信心，自己轻视自己，看不起自己，对工作失去信心，不能很好地投入工作。

2）自负。在工作中过高地估计自己的能力，缺乏自知之明，对自己的认识和评价过高，致使理想的自我严重脱离现实的自我，在不自量力的情况下追求目标的实现，往往会因自己的主观条件远远达不到客观现实而导致失败。

3）盲目。在工作中由于对自己缺乏认识，导致看到别人怎么做自己就怎么做，枉费了时间和精力，平添了无数的烦恼。

4）懒惰。在工作中由于看不到自己的特点和长处，无法合理地将自身的能力条件和工作特性进行匹配，消极懒惰地混日子，虽然有追求上进的愿望，但遇到困难、挫折就消极退缩，放任自流。

5）自我中心。在工作中想问题、做事情都从"我"出发，缺少对客观环境及人际关系的冷静思考和分析，造成在工作环境中适应不良，人际关系不和谐。

（3）行为适应障碍

行为适应障碍是指职工在工作中不能维持一种良好而有效的工作和生活状态，不能在与工作环境相互作用过程中构建良好的心理机制，也不能在个体与环境之间形成和谐与协调的关系，具体表现如下：

1）失眠。职工因为工作原因而引发的睡眠障碍，指个体对睡眠时间明显减少的不愉快体验。

2）成瘾行为。职工不可自制地滥用某种物品或反复渴求从事某种活动，尽管这样做会给自己或已经给自己带来各种不良的后果，但仍然无法控制。

3）冲动行为。由工作环境中的相关工作因素刺激引起、突然爆发、缺乏理智而带有盲目性，无法清醒认识后果的行为。

4）强迫行为。职工在工作中反复出现的明知是毫无意义的、不必要的，但主观上又无法摆脱的行为。

（4）人际关系障碍

人际关系障碍是指职工在工作和生活中与同事、领导等相关人员之间的交往关系出现问题，主要包括人际相处障碍和人际交往障碍，具体表现如下：

1）人际相处障碍。职工在工作中难以与工作相关人员和谐共处，较多地体验到负面情绪，明显影响人际双方正常工作和生活，如人际孤独、人际紧张、人际敌视、人际冲突。

2）人际交往障碍。职工在工作中无法按照自己的意愿与别人进行必要的交流与沟通，个体为此感到苦恼，明显影响个体正常生活，如人际羞怯、人际恐惧、人际逃避。

（5）职业倦怠

职业倦怠也称为工作倦怠，是由美国心理学家弗洛登伯格在 1974 年提出的一种容易在服务行业中出现的情绪耗竭的症状。1981 年，马斯拉奇等人编制了工作倦怠量表（MBI），从情绪衰竭、去人格化、低个人成就感等 3 个维度来定义工作倦怠。

1）情绪衰竭：没有活力，没有工作热情，感到自己的感情和情绪处于极度疲劳状态。情绪衰竭是职业倦怠的核心维度，并具有最明显的症状表现。

2）去人格化：刻意在自身和工作对象之间保持距离，对工作对象和工作环境采取冷漠、忽视的态度，对工作敷衍了事，个人发展停滞，行为怪癖等。

3）低个人成就感：倾向于消极地评价自己，并伴有工作能力体验和成就体验的下降，认为工作不但不能发挥自身才能，而且是枯燥无味的烦琐事物。

（6）职业压力

职业压力是由职业环境对职工的要求和个体特征对环境的适应相互作用引起的个体紧张或者焦虑反应，这种作用会引起个体心理、生理和行为上的变化，具体表现如下：

1）心理上：沮丧、不满、易怒、抑郁、紧张、焦虑、反应迟缓、感觉错位、厌倦、烦躁、心理疲惫、不良情感、压抑以及注意力无法集中等。

2）生理上：头痛、疲劳、溃疡、消化不良、便秘、失眠、心血管疾病、身体损伤、身体机能失调、过度疲劳以及死亡等。

3）行为上：饮食过度或厌食、抽烟及喝酒增加、使用迷幻药、缺勤、做事慌张、出现攻击行为、人际关系紧张、自杀或企图自杀等。

38. 职业心理健康问题产生的原因

（1）职工在工作中往往由于工作任务过重、职业适应不佳、工作环境不良等，造成心理上紧张，引发心理障碍，产生心理健康问题。

（2）职工在工作中需要与许多人接触，比如同事、领导、工作对象等，工作中的人际关系可以通过心理作用引发个体心

理上各方面的改变，对其心理健康造成影响，产生心理健康
问题。

（3）职工在工作中会接触很多职业病危害因素，如粉尘、
毒物、噪声等，这些危害因素通过物理、化学、生物等途径造
成职业病，损害职工的生理健康，进而导致心理障碍，产生心
理健康问题。

（4）产生职业心理健康问题的一大重要原因是职工自身
的心理适应能力不足。心理健康不仅与外界因素有关，更重要
的在于自身的适应能力是否足以应对外界的各种状况。当职工
无法承受外界因素对其心理造成的影响时，可能会产生心理健
康问题。

39. 公务员心理健康防护

（1）公务员的心理健康现状

2009—2016 年间，全国共有 243 名领导干部自杀，其中
约半数被明确诊断为抑郁症。中国科学院一项有关公务员心理
健康的调查研究发现，在被调查人员中，有 10% 的公务员焦
虑水平比较高，8.4% 的公务员抑郁水平比较高，15.2% 的公
务员压力水平比较高。

2019 年年初发布的《中国国民心理健康发展报告
（2017—2018）》中指出，在被调查的 9 721 名公务员中，有
5% 的人焦虑水平比较高，5.5% 的人抑郁水平比较高，10.2%
的人压力水平比较高。其中，女性公务员心理健康水平明显高

于男性，中年群体的心理健康水平显著低于其他年龄段，未婚群体的心理健康水平低于已婚群体，受教育程度低的群体心理健康水平也较低。

（2）导致公务员心理健康问题的原因

1）社会环境导致公务员心理压力过大。现如今信息化时代高速发展，电子设备和网络的普及使得公务员的工作暴露在全国人民的眼前，无形中受到了所有人的监督，同时人民群众越来越多地参与政务工作，导致公务员稍不注意就会受到社会舆论的指责，压力增大；由于公务员职业的特殊性，部分群众认为公务员服务水平不到位，只是走形式而已，人民群众的不理解也导致了公务员心理压力陡增。

2）有些公务员在岗位上工作十几年没有一点儿起色，产生心理失衡，进而导致心理健康问题；有些公务员在发现自己与他人收入存在差距时，心理上会产生不平衡，心理压力不断积聚，严重影响心理健康；政府部门工作繁多，当任务分配不合理时，公务员也会产生抱怨心理，影响心理健康。

3）公务员自身的心理适应能力不足引发心理健康问题。面对人民群众的参政、监督等，有些公务员担心自己做得不够好，对自己的工作产生怀疑，无形中平添了一份压力；有些公务员受到外界因素影响时，心理承受能力不足，无法合理地进行排解，久而久之就会造成心理健康问题。

（3）保障公务员心理健康的措施

1）加大社会支持力度。社会和群众应对公务员的工作予以一定的理解、包容和支持，积极维护公务员的职业形象；社会上一些心理健康服务机构可针对公务员群体组织心理健康讲座、咨询等活动，为公务员群体提供促进心理健康的渠道。

2）政府部门关注公务员心理健康。政府部门应就公务员的薪资、福利、晋升等问题进行一定的策略规划，充分考虑公务员的利益，制定合理的奖励机制；应积极维护公务员的职业形象，保证公务员的工作热情，提升公务员的职业荣誉感和成就感；应加强对公务员身心健康的关注，定期组织体检或心理咨询等活动，并积极组织公务员参加。

3）公务员加强自身心理建设。树立正确的价值观，完善自身的人格建设，塑造健康的心理，积极投入政务工作，在工作中合理分配时间，调适自身心态和情绪；加强体育锻炼，增强体质，确保身体健康，当生理上出现疾病时及时医治，不要让生理疾病成为心理上的负担；采取合理健康的方式对工作中产生的心理压力进行排解，比如适当的运动、参与心理健康活动、咨询心理医生等；加强与人民群众、同事、领导之间的沟通交流，并与他们保持和谐良好的人际交往关系，积极处理与他人之间的矛盾，防止冲突发生。

40. 医护人员心理健康防护

（1）医护人员的心理健康现状

国内有学者研究发现，近三十年来，我国医护人员的心理健康水平呈下降趋势。《中国国民心理健康发展报告（2017—2018）》数据显示，我国医护人员的心理健康状况显著低于全国人群的平均水平。

有学者调查发现，妇产科、急诊科、内科、外科的医护人员心理健康受到的影响较其他科室更为明显。在职称方面，中级职称的医护人员心理健康水平最差；随着年龄的增大，医护人员的心理健康水平也随之降低；学历低和收入低也会导致医护人员心理健康水平受到严重影响。

（2）导致医护人员心理健康问题的原因

1）医护工作的特殊性质。医护人员在工作时要始终保持高度紧张、高度清醒的状态，造成他们长时间精神紧张、身体疲惫，心理压力积聚，引发心理健康问题；医护人员每日面对的都是身患疾病、等待救治的患者，这对他们来说是一种精神和心灵上的摧残，最大限度地考验着他们的心理防线。

2）社会对于医护工作的支持力度不够。"病人多，医生少"的社会现象一直都是医护人员从事高强度工作的原因之一；随着社会信息化的高速发展，医护人员也会受到网络信息和自媒体的影响，尤其社会舆论过度渲染医患关系，造成众多医护人员和患者之间的矛盾不断加深，使医护人员心理负担加重，影响其心理健康。

3）医疗机构的一些制度安排可能影响医护人员的心理健康。部分医护人员除了日常的医护工作之外，还需要完成一些科研工作。这是医疗机构对医护人员考核中的一项要求，有助于激发医护人员的潜能，但同时也增加了医护人员的工作压力。相比医生来说，护士的工作地位相对较低，薪资待遇也普遍偏低，晋升及深造的机会较少，然而工作量很大，这样就会造成护士心理上出现落差，心理健康更容易受到影响。

4）部分医护人员心理承受能力差。一些心理承受能力差的医护人员，在面对高强度的工作、激化的医患关系、工作中的失误等时，心理防线因受到强烈冲击而溃败，进而导致心理障碍，严重时会引发心理疾病，更有甚者产生心理阴影，无法从事医护工作。

（3）保障医护人员心理健康的措施

1）加大社会支持力度。社会应加强对医护人员的关注，要多理解、支持并配合医护人员的工作，对他们持有包容心；媒体应引导相关舆论向积极方向发展，缓和医护人员和患者之间的关系，切实保护双方利益。

2）医疗机构关注医护人员心理健康。医疗机构应合理安排医护工作和医疗科研工作，减少医护人员的工作量，保证医护人员始终保持积极健康的工作状态；应切实保障医护人员的利益，在应对医患矛盾时，应采取合理的方式和方法进行协调缓和，在稳定患者情绪的同时确保医护人员的心态平稳，保障医护人员不受到伤害。

3）医护人员加强自身心理建设。医护人员应增强自身心理适应和调节能力，尤其是护士，要以平和的心态看待自己的工作，在工作中寻求成就感，不要一味地抱怨，时刻注意自身的身体健康。面对高强度工作，应调整心态，保持情绪稳定，感觉不适时，应第一时间寻求同事的帮助。在非工作期间，要适当地进行锻炼，增强自身体质，保持心情愉悦。在应对医患关系时，应保持心态平和、情绪稳定，摆脱紧张、恐惧的心理，在医疗机构的介入下积极同患者及患者家属进行沟通交流。

41. 消防和应急救援人员心理健康防护

（1）消防和应急救援人员的心理健康现状

世界卫生组织的调查显示，20%~40%的人在经历灾难之后会出现轻度的心理失调，30%~50%的人会出现中度乃至重度的心理失调，而在灾难发生后一年之内，20%的人会出现严重心理疾病。2017年一项有关消防员心理健康的研究发现，消防员心理健康水平受到承担任务的显著影响，参与过重大灾害事故救援的消防员心理健康水平明显偏差，高原寒冷、参与重大灾害事故救援、少数民族聚居区、一线发达城市这四种特殊环境下消防员的心理健康水平显著偏低。

（2）导致消防和应急救援人员心理健康问题的原因

1）消防和应急救援工作的特殊性质。灾难事故的发生往往具有突然性，没有时间的限制，都是以出人意料的方式出现的，使得消防员每时每刻都要处于警备状态中，精神高度紧张；救援工作可能会持续很久，有的长达几天甚至几十天，这就造成消防和应急救援人员须长时间保持高度紧张的状态，不仅考验着他们的身体健康状况，还考验着他们的心理承受能力。地震或火灾救援现场环境恶劣，存在烟雾、毒气或者高温等，甚至不断出现余震，有时还会看到已经烧焦的身体、血肉模糊的伤口，听到受伤人员的惨叫、家属的大声哭泣和喊叫，这在一定程度上会对消防和应急救援人员心理造成严重影响。

2）部分消防和应急救援人员自身的承受能力差。一些人员心理防线不够坚固，容易被外界因素突破，导致无法正常地工作。消防和应急救援人员在日常的办公、训练中，如果不能及时完成任务，可能就会自我封闭，进而影响自身心理健康。

（3）保障消防和应急救援人员心理健康的措施

1）加大社会支持力度。社会要积极配合应急救援工作，对应急救援工作予以支持，应明白配合他们的工作就是在保护自身的生命财产安全。社会媒体应积极传播有关应急救援的正能量信息，引导大众舆论向积极的方向发展，增强消防和应急救援人员的使命感和荣誉感。社会上一些心理健康服务机构在应急救援工作中应开展专门的心理辅助和心理救助活动，帮助消防和应急救援人员进行心理恢复和建设。

2）政府部门应对消防和应急救援人员予以一定的关照，关注其身心健康，合理安排消防和应急救援人员的日常办公和训练任务。积极组织消防和应急救援人员参加心理培训和辅导活动，对他们心理健康的维护或重建予以一定的支持和帮助。

3）消防和应急救援人员自身应加强运动和锻炼，增强体质，时刻保证自身的身体健康，保持开朗乐观的心态；应积极参加心理健康相关活动，如跑步、心理咨询、沙盘演练等，采取合理的方式消除在应急救援工作中产生的心理阴影；在日常训练和办公中与同事、领导等保持积极正常的交流，维护与他人和谐良好的人际关系。

42. 科技工作者心理健康防护

(1) 科技工作者的心理健康现状

《中国科技人才发展报告》资料显示，中国心理学会与中国科学院心理研究所分别在 2009 年、2014 年和 2017 年针对科技工作者的心理状况进行了 3 次全国调查。结果显示，在我国，有近 20% 的科技工作者存在一定程度的抑郁表现，11.2% 的科技工作者在一年内产生过自杀意念，48.1% 的科技工作者具有不同程度的焦虑问题。

2019 年的全国调查数据显示，逾 20% 的科技工作者存在抑郁表现，10.6% 的科技工作者在一年内有过自杀意念，55.5% 的科技工作者具有不同程度的焦虑问题。相比于前三次调查可以看出，自杀比例有所减少，焦虑比例有所增加，整体心理健康状况没有显著变化。进一步分析发现，男性科技工作者的抑郁水平显著高于女性科技工作者；科技工作者的心理健康水平随着年龄的增长而上升，焦虑问题在 40 岁以下的青年科技工作者中更为突出；中级职称的科技工作者心理健康水平最差，其次是无职称和初级职称的科技工作者，副高级和高级职称的科技工作者心理健康水平相对较好。

(2) 导致科技工作者心理健康问题的原因

1) 社会发展对科技工作者的心理健康有一定影响。社会发展得越快，旧技术淘汰得就越快，对于科技工作者而言，这是一种动力，同时也是一种压力；科学技术的研究是存在瓶颈期的，这对科技工作者无疑是一种巨大的压力。

2）科技工作者从事的科技工作一般都需要专业性极强的知识作为支撑，这就要求科技工作者对自己专业领域内的知识有足够且深入的理解和运用，不断学习新知识，扩充知识库，无形中构成了一种压力；科技工作者往往需要独立完成相关工作，与他人沟通交流较少，对其心理健康有一定的影响。

3）部分科技工作者自身的心理适应能力差。工作中的科技工作者是孤独的，需要有足够高的心理素质对工作中产生的不良情绪和心态进行排解，心理素质差的人员很容易在工作中出现心理问题；有些科技工作者喜欢钻牛角尖，性格固执，很容易形成偏执型或强迫型人格障碍，不利于心理健康。

（3）保障科技工作者心理健康的措施

1）加大社会支持力度。政府部门应对科技工作者的工作和生活予以一定的保障，大力支持科技工作；社会媒体应维护科技工作者的社会形象，提升科技工作者的成就感和荣誉感。

2）科技工作者所在单位应加强对科技工作者的关照，保障科技工作者的薪资、福利等基本利益；对科技工作者的具体工作任务进行合理的安排，制定相应的目标，确保科技工作者的休息时间充足；定期组织体检、心理辅导、心理健康宣传等活动，切实保障科技工作者的身心健康。

3）科技工作者自身加强心理建设。科技工作者在深入学习专业领域新知识的同时，应该积极进行运动和锻炼，增强体质，促进健康；在非工作期间应积极参与心理健康相关活动，提高自身的心理素质，多进行一些有益于心理健康的活动；多与他人沟通交流，不仅有益于自身的心理健康，还可能有助于新的想法和思路涌现。

43. 女职工心理健康防护

（1）女职工的心理健康现状

一项对于不同行业女职工心理健康状况的研究发现，被调查女职工心理健康水平偏低，最为突出的心理问题是强迫症状、躯体化症状和抑郁倾向。不同地区、不同年龄和不同行业的女职工，其心理健康问题存在差异。在所调查的行业中，金融行业、石油化工行业、医药卫生行业的女职工心理健康问题较多，值得重点关注。

根据 2019 年发布的《中国职场女性心理健康绿皮书》，我国女职工心理问题呈现普遍化和年轻化趋势，约 85% 的女职工在过去一年中曾出现焦虑或抑郁的症状，"80 后""90 后"尤甚。近半数的女职工表示自己在最近三个月中易怒、易着急，或感到烦乱或害怕；四成左右的女职工则感觉自己有衰弱和疲乏感，或者闷闷不乐、情绪低沉；此外，还有超过三分之一的女职工因头痛、颈痛、背痛而苦恼。调研数据显示，随着年龄层的下降，女职工中出现焦虑或抑郁状态的比例呈现明显的上升趋势。

（2）导致女职工心理健康问题的原因

1）社会各方面区别看待女职工。现代社会职业竞争压力不断加剧, 很多处于结婚、生育、哺乳阶段的女职工被迫暂时离开自己的职业岗位, 职业生涯中断; 不少用人单位在招录职工时存在性别歧视, 对女性提出苛刻要求, 导致女职工要付出更多的努力来争取就业机会, 工作中要用加倍的努力证明自己的能力和价值; 社会及用人单位的人事任用、评价体系以及提职晋升等制度也使女职工的人际关系高度紧张。

2) 女职工的多重角色冲突。女职工作为社会和家庭的中坚力量, 既要参与社会工作, 还要照顾家庭, 无论在社会还是在家庭中都承担着承上启下的角色, 每天在为事业、家庭奔波的同时, 还要处理同事、亲戚等纵横交错的人际关系, 是最繁忙、最劳碌的人群。周旋于各个场合之中, 转换于各种角色之间, 导致女职工这一群体易出现心理健康问题。

3) 女职工生理因素的影响。女性在处理问题方面比男性更敏感、细腻, 这样的特质造成女性在心理上更容易受伤。由于女性的生理特质, 无论是在妊娠期、产褥期、哺乳期、更年期等哪一个阶段, 女职工都是更容易出现心理冲突和心理危机的人群。

(3) 保障女职工心理健康的措施

1) 改变传统观念, 加大社会支持力度。社会应加强对女职工的关注, 逐渐摒弃传统观念, 尊重女职工, 对她们予以一定的支持; 社会上的各种心理健康服务机构应专门针对女职工开展心理健康服务活动, 切实关注女职工的心理健康; 政府相关部门应制定并落实专门的政策来保障女职工的合法权益, 提高女职工在社会和职场中的地位。

2) 用人单位应特别关注女职工。用人单位应给予女职工更多的关照，确保她们的薪资、福利等基本权利不受到损害；加强对女职工身心健康的关注，定期组织体检、心理辅导、心理健康宣讲等活动，组织女职工积极参与；对女职工予以最基本的尊重，积极协调女职工之间、女职工和男职工之间的人际关系。

3）女职工加强自身心理建设。女职工应对自己有明确的认识，既不妄自菲薄，也不受到外界评论的影响，充分唤醒自我潜能，发挥自身最大的价值；应提升对工作中常见心理疾病的自我觉察能力，合理地调节自身的心理状态，必要时及时寻求专业帮助；积极参与心理健康相关的活动，提升心理适应能力，悦纳自己的同时也对他人友好；加强体育锻炼，增强体质，愉悦心情，保持良好的体态和心态。

44. 农民工心理健康防护

（1）农民工的心理健康现状

《中国国民心理健康发展报告（2017—2018）》中指出，农民工群体心理健康水平低于全国平均水平。从年代变化来看，农民工整体的心理健康水平可能在上升。然而，30 岁以下的青年农民工心理健康水平与总体趋势相反，值得注意。报告还指出，农民工的心理健康水平与他们的流动时间和流动范围有关，流动时间越长、流动范围越大，心理健康水平越高。

有研究发现，约 20% 的农民工存在心理健康问题，尤其跨县和短期迁移的农民工心理健康状况令人担忧，远距离迁移和短期迁移会严重影响农民工心理健康。情绪低落或心理状态不佳时，被调查者中有21.14%的人选择了吸烟、喝酒、逛街、购物、吃东西、吃安眠药等错误的应对方式，仅有0.18%的人选择了看精神科医生和找人做心理咨询的科学应对方式，说明农民工在心理健康上受到影响时不能合理地排解，这样更容易造成心理健康问题。

（2）导致农民工心理健康问题的原因

1）国家对于农民工的相关制度不够完善。长期运行的城乡二元体制导致农民工的社保、子女教育、劳动环境等方面都与公务员、教师等有天壤之别，导致农民工更加容易产生敌对、偏执等心理；现如今的社会保障还不能完全到位，农民工在城市依然无法全面享受和城市人一样的社会保障制度和相应的社会福利，自然而然就在心理上产生落差，对心理健康造成影响；社会发展变化日新月异、供给需求不断增加、财政经费不足等也在一定程度上给监管部门带来了压力，监管部门常常心有余而力不足，加上农民工这一群体本身的复杂性，导致监管部门放任自流，最终农民工未能享受到自己应有的权益。

2）社会对农民工的支持相对薄弱。受封建糟粕思想的影响，部分城市人依旧存有轻视劳动人民、蔑视农民工的思想，以一种城里人的优越感排斥外来的农民工，农民工受到歧视后将会渐渐产生强烈的不满，这道无形的屏障使他们无法真正融入城市之中；部分用人单位过度追求精益管理模式，降低生产成本，完全忽视了农民工思想政治教育和技能培训问题，降低了农民工的安全感、归属感和荣誉感。

3）农民工自身因素影响心理健康。农民工普遍存在情绪管理能力弱、心理素质较差、职业技能不足的特点；部分农民工缺乏理想信念，当付出得不到应有的回报，当别人开始对自己指指点点，当无法与社区居民融为一体的时候，内心开始动摇，产生悲观厌世情绪，放纵自己，自暴自弃，完全丧失了斗志和信念；大部分农民工的技能水平处于较低的层次和水平，在现代社会中，很难通过现有的技能来找到理想的岗位，获得可观的收入，实现自身的价值。

（3）保障农民工心理健康的措施

1）加大社会支持力度。社会应加强对农民工群体的关注，对农民工的社会角色、社会地位予以一定的保护，平等看待农民工，不应对其抱有歧视心理，在他们遇到困难时应多施予援助；政府相关部门应针对农民工制定专门的制度或条例，切实保障农民工的社会公共服务、社会福利等基本合法权益。

2）用人单位对农民工予以保护。用人单位应平等看待农民工的社会角色，对农民工的工作和生活应多加关照，切实保障农民工的薪资、福利等权益；用人单位还应加强对农民工身心健康的关注，定期组织农民工参加体检、心理辅导等活动；用人单位应合理分配农民工的工作任务，不得压榨农民工，占用农民工的休息时间。

3）农民工自身加强心理建设。农民工自身应始终保持积极乐观的态度，不妄自菲薄，不在乎别人的眼光和评论，认真完成自己的工作；农民工应多进行运动和锻炼，增强自身体质，保持心情愉悦，积极参加心理健康相关活动，加强自身的心理建设；农民工在心态、情绪不太好时应采取合理健康的方式予以排解，多与他人沟通交流，维持和谐良好的人际关系。

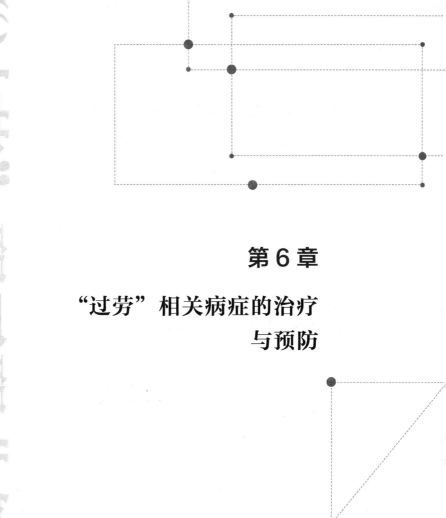

第 6 章

"过劳"相关病症的治疗与预防

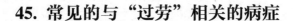

45. 常见的与"过劳"相关的病症

因"过劳"造成的职业性疾患主要有腕管综合征、下背痛综合征、腱炎和腱鞘炎、下肢静脉曲张、颈椎病、腰椎间盘突出等。容易引发"过劳死"的疾病主要有高血压、动脉硬化、脑出血、心力衰竭等。而"过劳"造成的心理压力易引发心理疾病,最常见的是抑郁症,严重的可导致职工自杀。

46. 腕管综合征的治疗和预防

腕管综合征(CTS)又称腕隧道综合征或腕小管病,是指由于腕管内容积减少或压力增高,使正中神经在腕管内受压,导致以桡侧 3~4 个手指感觉异常、麻木和疼痛(疼痛有时放射到肘)为主要临床表现的综合征。腕管综合征好发于理发、屠宰、编织、肉类包装、缝纫及电子业等流水作业,以及使用装订机、锤、剪、扳钳、割草机和振动性工具(特别是低频 10~60 赫兹)的行业中。进入 21 世纪,随着计算机的普及,每天长时间使用计算机的职业人群越来越多。在键盘上打字和移动鼠标,手腕关节因长期密集、反复和过度地活动,右手食指及连带的肌肉、神经、韧带处于一种不间歇的疲劳状态中,腕管神经受到损伤或压迫,使得腕管综合征正逐渐成为一种日渐普遍的现代文明病,即"鼠标手"。

(1) 腕管综合征的治疗措施

腕管综合征有两种治疗措施：保守治疗（非手术治疗）和外科治疗（手术治疗）。一般根据病因、症状、病程和严重程度来选择治疗方案。早期病例或病程较短者可采用保守治疗，如局部热敷、理疗、将腕部置于功能位休息两周。若无禁忌证，用含普鲁卡因的泼尼松龙溶液作腕管内注射，可减少腕管内软组织水肿、充血，以缓解症状。晚期病例、运动神经损伤、肌萎缩、经保守治疗效果不佳或反复发作者，可行手术切开腕横韧带减压。需要注意的是，症状发作期间患手及患腕应固定，症状好转适当渐行功能锻炼，不能重力劳动。

(2) 腕管综合征的预防措施

保持良好的作业体位，尽量避免上肢长时间处于固定、机械而频繁活动的工作状态；作业时应使用整个手臂，持物时尽量使用整个手掌和全部手指；对于长时间使用计算机的人群，鼠标应该放在一个稍低的位置，在使用鼠标时手臂不要悬空，以减轻手腕的压力，移动鼠标时不要用腕力而尽量靠臂力，以减少手腕受力，不要过于用力敲打键盘及鼠标的按键，用力适中为好；选择符合人体功效学设计的设备，操作台、座椅、键盘等的高度和角度以及工具的结构（如手柄）符合人体测量尺寸，适合手和前臂的弯曲、运动、施力等解剖生理特点，从而避免或减轻操作时手腕部的过度屈、伸和受力；合理安排劳动和休息，注意自我保健，工间休息时可做简单有效的手腕部锻炼操，以促进局部血液循环，减轻疲劳，缓解手、肩、颈部疲劳；改进工艺，使用工具代替被迫弯曲的腕部；正确佩戴个人劳动防护用品，使用护腕、减振手套等防护用品以加强对手腕部的保护，避免或减轻损伤；进行就业前体检和定期检查，避免 CTS 高危人群（如类风湿关节炎患者）从事有关作业；进行工效学调查，及时发现有关致病因素并予以消除；对早期 CTS 患者给予及时治疗。

47. 下背痛综合征的治疗和预防

下背痛综合征是指以下背痛为代表的一组症状群或症状综合征，一般呈间歇性发作。腰痛和下腰痛统称为下背痛，即十二肋与臀褶之间韧带和肌肉骨骼损伤而引发的疼痛。下背痛不是独立疾病，是多种因素引起的症状，是骨科疾病中最常见的一种病损。半数以上的职工在工作年龄曾患过下背痛，其中患病率较高的年龄层为中年，它严重影响患者的生活与工作。

职业性下背痛是指职业或工作因素所致的下背痛。导致下背痛的职业因素主要为负重中突然转身；用力不当；重体力劳动使腰部肌肉骨骼和椎间盘支撑系统发生损伤；静态作业时长时间保持某种姿势，腰部持续紧张（如果不能保持自然姿势，姿势负荷加大，则会进一步增加腰部负担）；机械振动；气候因素（如寒冷、潮湿）等。

（1）下背痛综合征的治疗措施

可采用按摩、理疗、局部封闭治疗以减轻疼痛，同时可采用药物对症治疗。

(2) 下背痛综合征的预防措施

1）保持正确的体态和姿势，避免久坐。不要长时间维持同一姿势，若须久坐则应以靠垫支撑下背，并使用高背座椅，且坐姿要端正；站立时应维持适当的腰椎前弯角度，久站时应该经常换脚，或者利用踏脚凳调整重心；在抬举重物时不要突然用力和扭转躯干，防止腰肌扭伤和软组织受压破损。

2）作业设计符合人体工效学，改善人机界面。工作台的高低、工件的放置位置、座椅的高度等，要有利于作业人员使用和保持良好的姿势。

3）减少负重作业。在可能的情况下应尽量减少作业过程中的外加负荷，以减轻身体负担，如采取机械化、自动化生产；对于需要负重的作业（如搬运），应当制定有关规定，将搬运物体的质量限定在安全范围之内。

4）加强劳动组织，重视工间休息。组织生产劳动时，对作业人员的劳动定额要适当；工间休息时间长短和次数，视劳动强度、工作性质和作业环境等方面的情况确定。

48. 腱炎和腱鞘炎的治疗和预防

腱炎是指肌腱过度使用引起的肌腱胶原纤维的退行性病变，主要表现为肌腱或肌腱–骨骼连接处出现疼痛、压痛甚至断裂。腱炎在竞技运动员、手工劳动操作人群和军训士兵中有较高发病率，较难治愈。

腱鞘炎是指肌腱在短时间内活动频繁或长期在腱鞘上反复

或过度摩擦或用力过度或受慢性寒冷刺激，而使腱鞘发生的损伤性炎症。腱鞘炎是临床上最常见的手外科疾病之一。腱鞘炎在指、趾、腕、踝及肩等部位均可发生，尤以腕部和手指最为常见。腱鞘炎常见于需要长期重复活动者，如打字员、器乐演奏员、银行工作人员、货物搬运或需要长时间操作计算机的人员等，女多于男。计算机键盘、鼠标、手机等过度使用而导致的腱鞘炎，又称"键盘手"。

(1) 腱炎和腱鞘炎的治疗措施

1）腱炎：主要依据经验进行保守治疗。对患处采取休息、冷敷、理疗和抬高患肢等措施，超声和桑拿浴疗可放松肌肉和肌腱，改善血液循环，促进愈合。也可用非甾体类抗炎药如阿司匹林、布洛芬等帮助减轻炎症和疼痛。偶尔也可用皮质类固醇激素治疗。如果保守治疗效果不明显，可以选择外科手术治疗。

2）腱鞘炎：早期可采取对患处局部制动、热敷、理疗、按摩、针灸和外用药物涂抹等综合治疗措施。用类固醇药物注入腱鞘内进行局部封闭治疗也有较好疗效。若保守治疗效果不佳，病程较长，反复发作，腱鞘增厚变窄而有弹响或交锁现象者，应行腱鞘切开术或腱鞘部分切除术，使肌腱恢复正常活动。

(2) 腱炎和腱鞘炎的预防措施

1）腱炎：制订合理的运动计划，劳动前适当先做准备活动，调节运动量；改进劳动操作制度和操作方式；纠正力学姿势，减少局部受力，在维持肌肉群功能和总体肌力前提下降低肌腱的负荷。

2）腱鞘炎：主要应改变诱发腱鞘炎的各种不良习惯及活动方式，避免反复摩擦活动，减少局部刺激等。工作时注意选择正确姿势，不做过度弯曲或后伸，避免关节过度劳损；长期伏案工作应尽量使双手平衡，避免手腕悬空；适时进行工间休息，避免连续长时间工作，工作结束后适度揉搓手指、手腕或用热水泡手；冬天操作时防止手部受寒。

49. 下肢静脉曲张的治疗和预防

下肢静脉曲张是指下肢浅静脉系统处于伸长、蜿蜒而曲张状态，多见于从事持久站立工作或体力劳动者。

(1) 下肢静脉曲张的治疗措施

下肢静脉曲张无有效治疗药物，应根据病情选择合适的治疗方式。轻度曲张并无症状者，可使用弹力袜或弹性绷带护小腿；重度曲张有症状者，可根据病因，行大（小）隐静脉高位结扎和剥脱术、深静脉瓣重建手术或交通支结扎手术等，同时须治疗出血、感染、溃疡等并发症；传统中医疗法中，针灸对该病的改善有一定的作用。

(2) 下肢静脉曲张的预防措施

下肢静脉曲张应着重于预防，避免长时间站立，合理安排劳动强度；长时间站立的劳动者要经常改变工作体位，使用弹力袜或弹性绷带保护小腿；腹腔内有疾病者要尽早治疗腹腔疾病，避免下肢静脉曲张的发生。

50. 颈椎病的治疗和预防

颈椎病是一种以颈椎间盘退行性病理改变为基础的疾病，是颈椎长期劳损、骨质增生或椎间盘脱出、韧带增厚，致使项脊髓、神经根、椎动脉受压，交感神经受到刺激，出现一系列功能障碍的临床综合征。近年来，随着生活方式的改变，长期低头、伏案工作的人群增多，颈椎病的患病率不断上升，且发病年龄有年轻化的趋势。颈椎病的发生与患者职业紧密相关，如会计、打字员、抄写者等发病率明显高于其他人群。长时间用笔记本电脑、低头玩手机人群的发病率也高于其他人群。

(1) 颈椎病的治疗措施

大部分患者可通过非手术治疗，如物理疗法、运动疗法、药物治疗等来控制症状，减少复发，提高患者生活质量，仅有少数严重压迫神经根或脊髓的患者须行手术治疗。患者出现头痛、颈痛症状可服用非甾体类镇痛药物缓解症状，还可以采取传统推拿、按摩、牵引、针灸等中医治疗，具体方法应当遵医嘱进行。症状严重时应立即就医，听从医嘱，如有必要，应住院行手术治疗。

(2) 颈椎病的预防措施

长期伏案工作者，应定时休息，改变头部体位，做颈肩部肌肉的锻炼。注意端正坐姿，保持脊柱的正直。日常使用电子产品时，注意视线与屏幕持平，一定时间后注意活动颈肩。睡觉时应选择合适质地与高度的枕头，避免枕位过高，以维持正常脊柱生理曲度，达到放松关节与肌肉的效果。不枕枕头非但不能保护颈椎，还会损害颈椎。适当参加游泳、羽毛球、排球、网球等体育锻炼，中医中的太极、八段锦、五禽戏等运动也可用于缓解颈部肌肉紧张状态。

51. 腰椎间盘突出的治疗和预防

腰椎间盘突出是脊柱外科常见病和多发病，是引起下腰痛和腰腿痛的最常见原因。腰椎间盘突出是因腰椎间盘（由髓核、纤维环及软骨板组成）退变，同时纤维环部分或全部破裂，髓核突出刺激或压迫神经根、马尾神经所引起的一种综合征，也是临床上常见的一种脊柱退行性疾病。腰椎间盘突出主要表现为腰疼、坐骨神经痛、下肢麻木及马尾综合征等症状。从事重体力劳动者、举重运动员以及驾驶员，由于腰椎受压过重或长期直立体位，属于好发人群。

（1）腰椎间盘突出的治疗措施

该病治疗以非手术治疗为主，尤其对于症状较轻、病程较短的患者首选非手术治疗（包括生活管理、物理治疗、药物治疗等）。对于非手术治疗无效的患者，可以根据病情考虑进行脊柱微创技术治疗，尤其是经皮脊柱内镜治疗。而对于部分病情严重、无微创技术治疗适应证的患者，可以考虑开放手术治疗。

初次发作或症状较轻、病程较短的患者，休息后症状可以自行缓解的患者，由于全身疾病或有局部皮肤疾病不能实行手术者，以及不同意手术治疗的患者，可以采取保守治疗。具体治疗方案包括以下内容：

1）卧床休息，一般严格卧床 3~4 周，腰围保护、适当下地活动。

2）非甾体类消炎镇痛药物治疗。

3）静脉输入甘露醇。

4）减轻神经根水肿治疗。

5）牵引治疗，其中骨盆牵引最常用。

6）理疗、针灸、按摩（专业医生指导下）、运动治疗、医疗体操等。

（2）腰椎间盘突出的预防措施

脊柱不正会造成腰椎间盘受力不均匀，是造成腰椎间盘突出的隐伏根源。正确的姿势应该"站如松，坐如钟"，胸部挺起，腰部平直。同一姿势不应保持太久，适当进行原地活动或腰背部活动，可以解除颈部及腰背肌肉疲劳。应加强腰背肌训练，增加脊柱的内在稳定性。长期使用腰围者，尤其需要注意腰背肌锻炼，如"小飞燕"动作锻炼，以防止失用性肌肉萎缩带来不良后果。

常见的身心训练方法如下：

1）瑜伽：瑜伽训练包含特殊体位训练、呼吸技术以及精神集中训练，可缓解腰痛和改善腰部功能。

2）普拉提：普拉提技术侧重于核心的稳定训练，对疼痛的缓解要优于无治疗及最小量运动。

3）太极：太极主要包括缓慢动作、呼吸技术及冥想。接受太极训练的患者疼痛的缓解和功能的改善要优于常规治疗患者。

52. 高血压的治疗和预防

高血压也称血压升高，是血液在血管中流动时对血管壁造成的压力值持续高于正常的现象。高血压常被称为"无声的杀手"，大多数患者可在没有任何症状的情况下发病，并且血管壁长期承受着高于正常的压力会导致冠心病、脑卒中等严重疾病。

高血压在 5 类人群中易发：①有家族史的人群；②情绪易激动的人群，因交感神经兴奋导致肾上腺素水平上升会引起血压升高；③"重口味"的人群，指摄入盐量偏高的人群；④嗜酒人群；⑤工作或生活压力大的人群。

（1）高血压的治疗措施

高血压治疗的根本目标是降低发生心脑肾及血管并发症和死亡的风险。降压治疗的获益主要来自血压降低本身。对普通高血压患者，建议在改善生活方式的基础上，根据高血压患者的总体风险水平决定是否给予降压药物以及药物治疗方案。

（2）高血压的预防措施

1）对于有高血压家族史或有高危因素的人，预防高血压非常重要，预防措施主要为保持健康的生活方式。

2）运动可以改善血压水平。非高血压人群以及血压稳定控制在目标水平的患者，每周应至少锻炼5天，包括散步、慢跑、骑自行车或游泳中任一项，每周应进行至少150分钟的中度有氧运动和75分钟的强化运动。高危患者运动前需要经过专业评估。

3）注意减压或避免压力。制定管理压力的策略，可以帮助控制血压。

4）戒烟。吸烟会升高血压，戒烟可降低患高血压、心脏病和其他代谢性疾病的风险。

5）健康饮食。应避免大量摄入酒精、药物以及高盐、高糖、高脂等不健康饮食。

53. 抑郁症的治疗和预防

抑郁症是抑郁障碍的一种典型情况。抑郁症是一种患病率高、临床治愈率高的精神障碍，坚持接受正规治疗的患者较少，因此也有接受治疗率低、复发率高的特征。

抑郁症以显著而持久的心境低落为主要特征，部分患者存在自伤、自杀行为，可伴有妄想、幻觉等精神病性症状，严重时可能发生抑郁性木僵，可表现为面部表情固定、对刺激缺乏反应、话少甚至不言语、少动甚至不动等。

抑郁症发作时一般表现为情绪低落、兴趣减退、精力缺乏等。

(1) 抑郁症的治疗措施

1）治疗抑郁症，不仅可为患者解除痛苦，在使患者得以重返社会后，还可减少家庭和社会的负担。

2）抑郁症的治疗主要包括药物治疗、心理治疗和物理治疗。

3）治疗目标：提高临床治愈率，提高生活质量和恢复社会功能，预防复发。

4）治疗原则：全病程治疗原则、个体化合理用药原则、量化评估原则、抗抑郁药单一使用原则、联盟治疗原则等。

5）抑郁症的全程治疗可分为3个阶段，即急性期治疗、巩固期治疗和维持期治疗。

(2) 抑郁症的预防措施

由于目前抑郁症病因尚不明确，因此无确切、直接的方法可预防抑郁症。日常多多关注自身的情绪及压力管理，与亲友保持沟通，必要时及时求助专业人士等，对抑郁症的预防有积极的意义。此外，对于已确诊抑郁症的患者，积极配合医生治疗，坚持定期随访，积极获得家属及朋友的支持等，可有效预防疾病复发。

第 7 章

"过劳" 伤害的应急处置

54. "过劳"伤害的应急处置原则

一般来说，"过劳"的外在表现并不明显，只有职工自身会有感觉。当职工无法合理判断自身健康，在极度疲劳的情况下还坚持工作，往往会引发高血压、动脉硬化等疾病，进而导致昏倒、休克甚至心脏骤停等症状。这时需要进行应急处置，具体原则如下：

（1）遇到休克、昏倒等突发事件时，不要惊慌失措，要保持镇静，并设法维持好现场的秩序。

（2）在周围环境不危及生命的条件下，一般不要随便搬动伤员。

（3）暂不要给伤员喝任何饮料和进食。

（4）如发生意外而现场无人时，应向周围大声呼救，请求来人帮助或设法联系有关部门，不要单独留下伤员而无人照管。

（5）立即向当地政府应急管理部门及卫生、防疫、公安等有关部门报告，报告现场在什么地方、伤员伤情如何、做过什么处理等。

（6）对呼吸困难、窒息和心搏停止的伤员，应立即将伤员头部置于后仰位，托起下颌，使呼吸道畅通，同时施行人工呼吸、胸外心脏按压等复苏操作，原地抢救。

（7）对伤情稳定、估计转运途中不会加重伤情的伤员，迅速组织人力转运到附近的医疗机构急救。

（8）现场抢救的一切行动必须服从有关领导的统一指挥，

不可各自为政。

55. 现场急救的基本步骤

　　当"过劳"引发的昏迷、休克等突发事件发生后，参与现场救护的人员要沉着、冷静，切忌惊慌失措。时间就是生命，应尽快对伤员进行认真仔细的检查，确定伤情。检查内容包括意识、呼吸、脉搏、血压、瞳孔是否正常，有无出血、外伤等，是否伴有其他损伤等。

　　总体来说，事故现场急救应按照紧急呼救、判断伤情和救护三大步骤进行。

（1）紧急呼救

　　当突发事件发生，发现伤员，经过现场评估和伤情判断后需要立即救护，同时立即向救护医疗服务系统（EMS）或附近担负院外急救任务的医疗部门、社区卫生单位报告，常用的急救电话为"120"。由急救机构立即派出专业救护人员、救护车至现场抢救。

（2）判断伤情

　　在现场巡视后对伤员进行伤情最初评估。发现伤员，尤其是处在情况复杂的现场，救护人员需要首先确认并立即处理威胁生命的情况，检查伤员的意识、气道、呼吸、循环体征等。

(3) 救护

在对伤员进行救助时，组织指挥特别重要，应快速组成现场临时救护小组，统一指挥，加强现场一线救护，这是保证抢救成功的关键措施之一。

救助过程中应避免慌乱，尽可能缩短伤后至抢救的时间。善于应用现有的先进科技手段，体现"立体救护、快速反应"的救护原则，提高救护的成功率。

现场救护原则是先救命后治伤，先重伤后轻伤，先抢后救，抢中有救，尽快脱离事故现场，先分类再运送，医护人员以救为主，其他人员以抢为主，各负其责，相互配合，以免延误抢救时机。现场救护人员应注意自身防护。

56. 紧急呼救的基本步骤

(1) 救护启动

救护启动称为呼救系统开始。呼救系统的畅通，在国际上被列为抢救危重伤员的"生命链"中的"第一环"。有效的呼救系统，对保障危重伤员获得及时救治至关重要。

应用无线电和电话呼救。通常在急救中心配备有经过专门训练的话务员，能够对呼救做出迅速适当的应答，并能把电话接到合适的急救机构。城市呼救网络系统的"通信指挥中心"，应当接听所有的医疗（包括灾难等意外伤害事故）急救电话，根据伤员所处的位置和伤情，指定就近的急救站去救护伤员。这样可以大大节省时间，提高效率，便于伤员救护和转运。

(2) 呼救电话须知

紧急事故发生时，须报警呼救，最常使用的是呼救电话。使用呼救电话时必须要用最精练、准确、清楚的语言，说明伤员目前的情况及严重程度、伤员的人数及存在的危险、需要何种急救。如果不清楚身处位置的话，不要惊慌，因为救护医疗服务系统控制室可以通过全球卫星定位系统追踪其正确位置。

一般应简要清楚地说明以下几点：

1）你的（报告人）电话号码与姓名，伤员姓名、性别、年龄和联系电话。

2）伤员所在的确切地点，尽可能指出附近街道的交汇处或其他显著标志。

3）伤员目前最危重的情况，如昏倒、呼吸困难、大出血等。

4）说明伤害性质、严重程度、伤员的人数。

5）现场所采取的救护措施。注意，不要先放下话筒，要等救护医疗服务系统调度人员先挂断电话。

(3) 单人及多人呼救

在专业救护人员尚未到达时，如果有多人在现场，一名救护人员留在伤员身边开展救护，其他人通知医疗急救机构。对于意外伤害事故，要分配好救护人员各自的工作，分秒必争，有序地实施伤员的寻找、脱险、医疗救护工作。

在伤员心搏骤停的情况下，为挽救生命，抓住"救命的黄金时刻"，可立即进行心肺复苏，然后迅速拨打电话。如有手机在身，则进行 1~2 分钟心肺复苏后，在抢救间隙打电话。

任何年龄的外伤或呼吸暂停患者，拨打电话呼救前接受 1 分钟的心肺复苏是非常必要的。

57. 伤员伤情的评估判断

伤员的意识、气道、呼吸、循环体征、瞳孔反应等表象，是判断伤势轻重的重要标志。

(1) 意识

先判断伤员神志是否清醒。在呼唤、轻拍、推动时，伤员会睁眼或有肢体运动等其他反应，表明伤员有意识。如伤员对上述刺激无反应，则表明意识丧失，已陷入危重状态。伤员突然倒地，然后呼之不应，情况大多比较严重。

(2) 气道

呼吸必要的条件是保持气道畅通。如果伤员有反应但不能说话、不能咳嗽、憋气，可能存在气道梗阻，必须立即检查和清除异物，如进行侧卧位和清除口腔异物等。

(3) 呼吸

评估呼吸。正常人每分钟呼吸 12~18 次，危重伤员呼吸变快、变浅乃至不规则，呈叹息状。在气道畅通后，对无反应的伤员进行呼吸检查，如伤员呼吸停止，应保持气道通畅，立即施行人工呼吸。

(4) 循环体征

1) 在检查伤员意识、气道、呼吸之后，应对伤员的循环体征进行检查。

2) 可以通过检查循环的体征如呼吸、咳嗽、运动、皮肤颜色、脉搏情况来进行判断。

3) 成人正常心搏每分钟 60~80 次。

4) 呼吸停止，心搏随之停止；或者心搏停止，呼吸也随之停止。

5) 心搏、呼吸几乎同时停止也是常见的。

6) 心搏在手腕处的桡动脉、颈部的颈动脉较易触到。

7) 心律失常，以及严重的创伤或大失血时，心搏或加快，超过每分钟 100 次；或减慢，每分钟 40~50 次；或不规则，忽快忽慢，忽强忽弱，均为心脏呼救的信号，都应引起重视。

8) 如伤员面色苍白或青紫，口唇、指甲发绀，皮肤发冷等，可以知道皮肤循环和氧代谢情况不佳。

(5) 瞳孔反应

眼睛的瞳孔又称"瞳仁"，位于黑眼球中央。正常时双眼的瞳孔是等大圆形的，遇到强光能迅速缩小，很快又回到原状。用手电筒突然照射一下瞳孔即可观察到瞳孔的反应。当伤员脑部受伤、脑出血、严重药物中毒时，瞳孔可能缩小为针尖大小，也可能扩大到黑眼球边缘，对光线不起反应或反应迟钝。有时因为出现脑水肿或脑疝，使双眼瞳孔一大一小。瞳孔的变化表示脑病变的严重性。

当完成现场评估后，再对伤员的头部、颈部、胸部、腹部、盆腔和脊柱、四肢进行检查，看有无开放性损伤、骨折畸形、触痛、肿胀等体征，以有助于判断伤员的伤情。

此外，还要注意伤员的总体情况，如表情淡漠不语、冷汗口渴、呼吸急促、肢体不能活动等现象为伤情危重的表现；对外伤伤员应观察神志不清程度、呼吸次数和强弱、脉搏次数和强弱；注意检查有无活动性出血，如有，立即止血。严重的胸腹部损伤容易引起休克、昏迷甚至死亡。

58. 心肺复苏的基本步骤

在生产现场对伤员进行心肺复苏非常重要。据报道，5分钟内开始院外急救实施心肺复苏，8分钟内进一步生命支持，存活率最高可达43%。复苏（生命支持）每延迟1分钟，存活率下降3%；除颤每延迟1分钟，存活率下降4%。心、肺、脑复苏就是简称的CPR（cardio pulmonary resuscitation），当呼吸终止及心搏停顿时，合并使用人工呼吸及胸外心脏按压来进行急救。

实施心肺复苏时，首先判断伤员呼吸、心搏，一旦判定呼吸、心搏停止，立即捶击心前区（胸骨下部）并祛除病因，采取下述步骤进行心肺复苏。

(1) 开放气道

用最短的时间，先将伤员衣领口、领带、围巾等解开，戴上手套迅速清除伤员口鼻内的污泥、土块、痰、呕吐物等异物，以利于呼吸道畅通，再将气道打开。

1）仰头举颌法注意事项如下：

①救护人员用一只手的小鱼际部位置于伤员的前额并稍加用力使头后仰，另一只手的食指、中指置于下颌将下颌骨上提。

②救护人员手指不要深压颌下软组织，以免阻塞气道。

2）仰头抬颈法注意事项如下：

①救护人员用一只手的小鱼际部位放在伤员前额，向下稍加用力使头后仰，另一只手置于颈部并将颈部上托。

②无颈部外伤可用此法。

3）双下颌上提法注意事项如下：

①救护人员双手手指放在伤员下颌角，向上或向后方提起下颌。

②头保持正中位，不能使头后仰，不可左右扭动。

③该法适用于怀疑颈椎外伤的伤员。

4）手钩异物注意事项如下：

①如伤员无意识，救护人员用一只手的拇指和其他四指握住伤员舌头和下颌后，掰开伤员的嘴并上提下颌。

②救护人员另一只手的食指沿伤员口内插入。

③用钩取动作，抠出固体异物。

（2）口对口人工呼吸

1）救护人员将压前额手的拇指和食指捏闭伤员的鼻孔，另一只手托下颌。

2）将伤员的口张开，救护人员做深呼吸，用口紧贴并包住伤员口部吹气。

3）看伤员胸部起伏方为有效。

4）脱离伤员口部，放松捏鼻孔的拇指和食指，看胸廓复原。

5）感到伤员口鼻部有气呼出。

6）连续吹气两次，使伤员肺部充分换气。

（3）胸外心脏按压

判定心搏是否停止，摸伤员的颈动脉有无搏动，如无搏动，立即进行胸外心脏按压。实施胸外心脏按压的主要步骤如下：

1）用一只手的掌根按在伤员胸骨中下 1/3 段交界处。

2）另一只手压在该手的手背上，双手手指均应翘起，不能平压在胸壁。

3）双肘关节伸直。

4）利用体重和肩臂力量垂直向下挤压。

5）使胸骨下陷 4 厘米。

6）略停顿后在原位放松。

7）手掌根不能离开心脏定位点。

8）连续进行 30 次胸外心脏按压。

9）口对口人工呼吸两次后按压心脏 30 次，如此反复。

59. 心肺复苏的注意事项

（1）人工呼吸注意事项

1）人工呼吸一定要在气道开放的情况下进行。

2）向伤员肺内吹气不能太急太多，仅需胸廓隆起即可，吹气量不能过大，以免引起胃扩张。

3）吹气时间以占一次呼吸周期的1/3为宜。

（2）胸外心脏按压注意事项

1）防止并发症。胸外心脏按压并发症有急性胃扩张、肋骨或胸骨骨折、肋骨软骨分离、气胸、血胸、肺损伤、肝破裂、冠状动脉刺破（心脏内注射时）、心包压塞、胃内返流物误吸或吸入性肺炎等，故要求判断准确，监测严密，处理及时，操作正规。

2）心脏按压与放松时间比例和按压频率。过去认为按压时间占每一按压和放松周期的1/3，放松占2/3，试验研究证明，当心脏按压及放松时间各占1/2时，心脏射血最多，获最大血流动力学效应。而且主张按压频率由60~80次/分增加到80~100次/分时，可使血压短期上升60~70毫米汞柱，有利于心脏复搏。

3）心脏按压用力要均匀，不可过猛。按压和放松所需时间相等。

①每次按压后必须完全解除压力，使胸部回到正常位置。

②心脏按压节律、频率不可忽快、忽慢，保持正确的按压位置。

③心脏按压时，观察伤员反应及面色的改变。

60. 心肺复苏的有效表现

对于神志不清的伤员，观察其脑活动的主要指标有 5 个方面，即瞳孔变化、睫毛反射、挣扎表现、肌肉张力和自主呼吸，这些都是脑活动最起码的征象。如果有一项满意，就可表明有充分氧气的血流正流向大脑，并保护脑组织免予损伤。心肺复苏效果主要看以下 5 个方面：

(1) 颈动脉搏动

胸外心脏按压有效时，可随每次按压触及一次颈动脉搏动，测血压为 5.3 千帕/8 千帕（40 毫米汞柱/60 毫米汞柱）以上，提示胸外心脏按压方法正确。若停止按压，脉搏仍然搏动，说明伤员自主心搏已恢复。

(2) 面色转红润

复苏有效时伤员面色、口唇、皮肤颜色由苍白或绀紫好转或变红润。

(3) 意识渐恢复

复苏有效时，伤员昏迷程度变浅，眼球活动，出现挣扎，或给予强刺激后出现保护性反射活动，甚至手足开始活动，肌张力增强。

(4) 出现自主呼吸

应注意观察,有时很微弱的自主呼吸不足以满足肌体供氧需要,如果不进行人工呼吸,则很快又停止呼吸。

(5) 瞳孔变小

复苏有效时,扩大的瞳孔变小,并出现对光反射。

61. 心肺复苏的终止情况

出现如下征象者可考虑终止心肺复苏:

(1) 脑死亡。脑死亡是指全脑功能丧失,不能恢复,也称不可逆昏迷。发生脑死亡即意味着生命终止,即使有心跳,也不会长久维持。即使能维持一段时间,也毫无意义。所以一旦出现脑死亡,即可终止抢救,以免消耗不必要的人力、物力和财力。出现下列情况可考虑脑死亡:

1) 深度昏迷,对疼痛刺激无任何反应,无自主活动。

2) 自主呼吸停止。

3) 瞳孔固定。

4) 脑干反射消失,包括瞳孔对光反射、吞咽反射、头眼反射(即娃娃眼现象,将伤员头部向双侧转动,眼球相对保持原来位置不动,若眼球随头部同步转动,即为反射阳性,但颈脊髓损伤者禁忌此项检查)、眼前庭反射(头前屈30°,用冰水20~50毫升,10秒钟内注入外耳道,出现快速向灌注侧反方向的眼球震颤，双耳依次检查未见眼球震颤为反射消失）等。

5）具备上述条件，且至少观察 24 小时无变化方可做出判定。

（2）经过正规的心肺复苏 20~30 分钟后，仍无自主呼吸，瞳孔散大，对光反射消失，即标志生物学死亡，可终止抢救。

（3）心脏停搏 12 分钟以上，而没有进行任何复苏治疗者，几乎无一存活，但对于在低温环境（如冰库、水库、雪地、冷水）中的伤员及年轻的创伤伤员，虽心脏停搏超过 12 分钟，仍应积极抢救。

（4）心搏、呼吸停止 30 分钟以上，肛温接近室温，出现尸斑。

62. 心肺复苏中除颤的基本步骤

（1）迅速熟悉、检查除颤仪，各部位按键、旋钮、电极板完好，电能充足。

（2）伤员取平仰位，救护人员位于伤员右侧位。

（3）迅速开启除颤仪，调试除颤仪至监护位置，显示伤员心率。

（4）用干布迅速擦干伤员胸部皮肤，将手控除颤电极板涂以专用导电胶。

（5）确定手控除颤电极板正确放置在胸部位置，前电极板放在胸骨外缘上部、右侧锁骨下方，外侧电极板放在左下胸、乳头左侧，电极板中心在腋前线上，并观察心电图波形，确定为室颤。

（6）选择除颤能量，首次除颤用 200 焦，第二次用 200~300 焦，第三次用 360 焦。

（7）按压除颤充电按钮，使除颤器充电。

（8）除颤电极板紧贴胸壁，适当加以压力，确定无周围人员直接或间接与伤员接触。

（9）除颤仪显示可以除颤信号时，双手同时协调按压手控电极两个放电按钮进行电击。

（10）放电结束不移开电极，观察电击除颤后心律，若仍为室颤，则选择第二次、第三次除颤，重复上述（4）至（10）步骤。

除颤结束或除颤成功，调整除颤旋钮至监护，擦干伤员胸壁皮肤，清洁除颤电极板，正确归位，关机。收留并标记除颤时心电自动描记图纸。

63. 自动体外除颤仪的使用步骤

自动体外除颤仪，学名为自动体外除颤器（AED），是一种便携式的医疗设备，可以用来诊断特定的心律失常，并且给予电击除颤，是一种可以被非专业人员使用的抢救心搏骤停伤员的医疗设备。

AED 的使用方法如下：

（1）开启 AED，打开 AED 的盖子，在不影响心肺复苏操作的前提下，严格按照 AED 的语音提示操作。

（2）撕开包装，取出贴片。

（3）从塑料包中取出一贴片，将贴片贴在上胸部裸露的皮肤上。

（4）再取出一贴片，按指示贴在下胸部裸露的皮肤上。

（5）停止心肺复苏，按下 AED 的"分析"键，AED 开始分析心率，分析过程中不要触碰伤员。

（6）分析完成后，AED 会发出是否进行除颤的建议。如果建议除颤，AED 开始充电。

（7）远离伤员，由救护人员按下放电按钮，进行电击。

（8）开始 CPR，进行 30 次胸外心脏按压，然后给予 2 次人工呼吸。

（9）按照机器提示操作直至专业人员赶到。

（10）如首次除颤后伤员仍未恢复，机器会自动逐步升级电击能量，展开第二次、第三次除颤，重复上述流程。

64. 口对口人工呼吸的基本步骤

（1）将伤员置于仰卧位，救护人员站在伤员右侧，将伤员颈部伸直，右手向上托伤员的下颌，使伤员的头部后仰。这样，伤员的气管能充分伸直，有利于人工呼吸。

（2）清理伤员口腔，包括痰液、呕吐物及异物等。

（3）用身边现有的清洁布质材料，如手绢、小毛巾等盖在伤员嘴上，防止传染病。

（4）左手捏住伤员鼻孔（防止漏气），右手轻压伤员下颌，把口腔打开。

（5）救护人员自己先深吸一口气，用自己的口唇把伤员的口唇包住，向伤员嘴里吹气。吹气要均匀，时间要长一些（像平时长出一口气一样），但不要用力过猛。吹气的同时用眼角观察伤员的胸部，如看到伤员胸部膨起，表明气体吹进了伤员的肺脏，吹气的力度合适。如果看不到伤员胸部膨起，说明吹气力度不够，应适当加强。吹气后待伤员膨起的胸部自然回落后，再深吸一口气重复吹气，反复进行。

（6）对 1 岁以下婴儿进行抢救时，救护人员要用自己的嘴把孩子的嘴和鼻子全部都包住进行人工呼吸。对婴幼儿和儿童施救时，吹气力度要减小。

（7）每分钟吹气 10~12 次。

参 考 文 献

［1］黄河，耿东，丑纪岳. 疲劳蓄积度自测与过劳预防 ［J］. 中国人力资源开发，2009（8）：35-37，74.

［2］黄河. 日本最新蓄积性疲劳调查量表：CFSI 研究 ［J］. 中国人力资源开发，2014（3）：23-28.

［3］宋菊芳. 职业女性健康状况的影响因素研究 ［J］. 经济研究导刊，2019（4）：141-143.

［4］WANG Z C, LIN L, GUO Y, et al. The Uncounted Casualties of a Hidden COVID‐19 Epidemic in China：Cross‐sectional Study on Deaths Related to Overwork ［J］. Journal of Medical Internet Research，2021，23（4）.

［5］孟续铎，王欣. 企业员工"过劳"现状及其影响因素的研究——基于"推—拉"模型的分析 ［J］. 人口与经济，2014（3）：92-100.

［6］赵小强. "过劳死"法律规制研究 ［D］. 兰州：兰州大学，2021.

［7］朱伏平. 职业安全健康管理体系（OSHMS）应用研究 ［D］. 成都：西南财经大学，2003.

［8］佟瑞鹏. 风险管理与保险 ［M］. 北京：中国劳动社会保障出版社，2014：110-119.

［9］杨睿娟. 中国高校教师职业心理健康理论构建与实证研究［D］. 西安：陕西师范大学，2018.

［10］马晓琴，韩雪松. 心理健康［M］. 西安：西安出版社，2005：7.

［11］陆瑜芳. 公务员心理压力成因及心理健康策略［J］. 秘书，2019（2）：61-71.

［12］赵浩华. 审慎对待基层公务员心理健康问题［J］. 人民论坛，2019（19）：44-45.

［13］傅小兰，张侃. 中国国民心理健康发展报告（2017—2018）［M］. 北京：社会科学文献出版社，2019：1.

［14］廖友国，连榕. 近三十年国民心理健康变迁的横断历史研究［J］. 西南大学学报（社会科学版），2019，45（2）：105-116，197.

［15］江萍，曹英华，韩兰萍，等. 医改形势下医护人员心理健康和心理素质现况调查［J］. 心理月刊，2019，14（20）：1-4.

［16］臧刚顺. 消防员创伤后应激反应的心理机制及管理对策研究［D］. 秦皇岛：燕山大学，2020.

［17］卢立红，付丽秋，吴豪华，等. 消防员心理健康评估及影响因素［J］. 消防科学与技术，2017，36（12）：1758-1761.

［18］卢立红，付丽秋，吴豪华，等. 特殊作业环境对消防员心理健康的影响研究［J］. 武警学院学报，2021，37（2）：10-15.

［19］郭菲，陈祉妍. 科技工作者心理健康需求与服务现状［J］. 科技导报，2019，37（11）：18-27.

［20］郭菲，王雅芯，刘亚男，等. 科技工作者心理健康

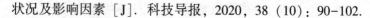

状况及影响因素［J］. 科技导报, 2020, 38（10）: 90-102.

［21］王姿欢, 俞文兰, 沈壮, 等. 不同行业职业女性症状自评量表（SCL-90）测评结果分析［J］. 中华劳动卫生职业病杂志, 2017, 35（11）: 840-843.

［22］尚越, 石智雷. 城乡迁移与农民工心理健康——基于中国劳动力动态调查数据的分析［J］. 西北人口, 2020, 41（4）: 104-113.

［23］刘亮, 高汉, 章元. 流动人口心理健康及影响因素——基于社区融合视角［J］. 复旦学报（社会科学版）, 2018, 60（4）: 158-166.

［24］"工伤预防科普丛书"编委会. 工伤预防基础知识［M］. 北京: 中国劳动社会保障出版社, 2021: 129-131.